新版　ナイチンゲール看護論・入門

――『看護覚え書』を現代の視点で読む

金井一薫　著

現代社白鳳選書　48

まえがき

「看護の仕事は、快活な、幸福な、希望にみちた精神の仕事です。犠牲を払っているなどとは決して考えない、熱心な、明るい、活発な女性こそ、本当の看護婦といえるのです(1)」。

これは、私が看護師のライセンスをとって間もないころに出会ったナイチンゲールの言葉です。「自己犠牲の精神」とか「白衣の天使」などとイメージされ、苛酷《かこく》な労働条件の下にあっても自己主張することなく、わが手に託された人々のためにひたすら働き続けることを強要したかのように思われていたナイチンゲールが、実は、看護という仕事をこのようにとらえ、看護師のあり方をこのように明るく生き生きと表現していたと知ったときの私の衝撃は、並のものではありませんでした。

(1) 浜田泰三訳「ナイチンゲール書簡集」山崎書店、1964年、100頁

この言葉にみちびかれて開いた扉《とびら》の向こうには、未知にして高邁《こうまい》な世界が拡がっていました。そして、ナイチンゲールが後の世の看護師たちに残して

くれた思想はまだ無垢《むく》のままに横たわっており、それらをひとつずつ解明していくことで、看護の世界が大きく拓《ひら》けてくることをも感知し得たのです。

この言葉に出会ったことがきっかけとなり、すでに半世紀近い歳月を、私はひたすらナイチンゲール思想を解明する仕事に携わってきました。それは、看護師としての己の足元を確かなものとし、看護という仕事に携わることに心からの喜びと誇りとを抱けるようになるための道程《みちのり》でもありました。

そして今、私はナイチンゲールの説いた看護論の真髄を、もう一度、若い人たちに向けて説いてみたいと思っています。ナイチンゲール思想は決して古びた思想ではありません。むしろ二十一世紀の看護のあり方と人類の健康を思考していくときに、大いなる道標《みちしるべ》となる生命感溢《あふ》れる思想です。

90年を生きたナイチンゲールは、その生涯を通じて膨大な著作を書き残しました。[*1] そのなかでも『看護覚え書』は不朽《ふきゅう》の名著です。本著をとおして彼女は、人類の歴史において看護が陽《ひ》の目を見なかった時代に終止符を打って、「人間にとっていったい看護というはたらきはどんな意味をもつのか」を明らかにしました。そのナイチンゲールが創設し形作った近代看護は、その後

＊1　ナイチンゲールが書き残した著作は、大別して、約150点にも及ぶ「印刷文献」と、1万点を超える「手稿文献」（書簡やメモや日記など）とに類別されます。

世界中に広がり根を下ろし、それぞれの国々で独自の発展形態をとって現在に至っています。

現代の私たち看護師にとって『看護覚え書』を学ぶ意味は、ナイチンゲールが提示した「看護の本質」を理解し、看護師たちの実践がはたして「看護であるのか看護でないのか」を判別する眼（ものさし）をしっかりと受け止めることにあります。看護をみちびくこの明らかな「目的」を所有したことで、私たちは日々の実践を「看護の視点」で点検することができるようになったのです。

『看護覚え書』の時代から150年が経過し、時代は大きく変わり、医療の世界は目ざましい発展をとげました。人工知能*2（AI）が人間の仕事を見事に肩代わりする世紀となり、看護の世界にも間もなくこうしたテクノロジーが導入されるはずです。看護が新しい時代の波に乗って、豊かに、そして深く人々の人生と生活に向き合っていくことができるようになれば、それは素晴らしいことです。しかしだからこそ、時代が変わっても変わらない〝看護の真髄〟を見失ってはならないのです。

*2
人工知能（=Artificial Intelligence）は、1950年代から存在しましたが、2000年代に入ってから急速に発達してきました。正確な定義はまだ無いようですが、人間の知能をコンピュータ上で人工的に実現するシステムです。

本書では、ナイチンゲールの遺産である『看護覚え書』を軸《じく》にして、看護実践の中核になる思想をはっきりと描いていきます。

とくに、本書『新版 ナイチンゲール看護論・入門』においては、初版本では明示できなかった、『看護覚え書』を現代の視点で構造化して読むという視点を導入したことで、ナイチンゲール思想をわかりやすく浮き彫りにできたと思います。さらにこれまでとかく難しかったナイチンゲールの病気のとらえ方について、現代の生命科学の知見を取り入れて解明することによって、ナイチンゲール思想に新たな光を照らし、彼女の思想の斬新さをよりくっきりと表示できたと思います。

時はまさに、超少子高齢社会の真っただ中に突入しています。看護は病院看護から脱皮して、地域看護、コミュニティケアを実現させる時代になりました。「ナイチンゲール看護論」は、人間と生活を重視し、大切に守り育てるという思想を根底に宿していますので、まさに、これからの時代をリードできる視点をもっています。この時代の大きな変化が、私に新版執筆への気持ちを湧き上がらせてくれました。

また初版本『ナイチンゲール看護論・入門』を執筆してから25年という歳月が流れましたが、この間に多くの実践現場の看護師の方々や看護教育に携わる教師の方々に、賛意や励ましのお言葉をいただきました。私を支えてくださった方々のこうした長い期間にわたる温かな応援がなかったならば、ここに新たな版を執筆するエネルギーは湧かなかったと思います。
心から感謝の意を表したいと思います。

平成三十年　秋深まりゆく日に

金井一薫

目次

第一講　『看護覚え書』を読む前に
知っておきたい3つのテーマ

第一講　『看護覚え書』を読む前に　知っておきたい３つのテーマ

１　偏《かたよ》っていた日本の「ナイチンゲール像」

皆さんは「ナイチンゲール誓詞《せいし》（註1）」をご存じでしょうか？　そうです。「われはここに集《つど》いたる人々の前に厳《おごそ》かに神に誓《ちか》わん」という出だしで始まる厳《げん》粛《しゅく》なる誓《ちか》いの詞《ことば》です。30年ほど前までの看護学生は誰でも、この誓詞を暗記し、繰り返し、繰り返し唱え、看護への道の厳しさを思ったものでした。そのころはまだ、「ナイチンゲール誓詞」は当然、ナイチンゲールが作ったものと信じられておりました。

ところが、そうではなく、「ナイチンゲール誓詞」は、ナイチンゲールの偉業を讃えて、１８９３年にアメリカ、デトロイト市で作られたもので、それは「ヒポクラテスの誓い」＊1にならって編纂《へんさん》されたものだったのです。

「ナイチンゲール誓詞」には、いくつかの訳が存在しますが、それを誰が

＊1　ヒポクラテス（紀元前5世紀生まれ）の教えを受け継ぐものが、医師の道に進むときに読む宣誓文。世界各国で医学校の卒業式や医療機関への入職時に唱えられています。

訳したのか、どんな意図で日本に持ちこまれたものなのかという点にかんしては、正確な記録を見つけることはできません。ただ、この誓詞は第二次世界大戦の後、日本がアメリカの占領下におかれ、ＧＨＱ*2の指導のもとで日本の看護界が再編成されていく過程のなかで、戴帽《たいぼう》式（註2）とともに入ってきたことだけは確かなことのようです。

　ですから日本の大部分の看護師たちは、長い間「ナイチンゲール誓詞」のなかにナイチンゲールの面影《おもかげ》を見いだし、その誓詞の教えを胸に刻んで、看護の道をひた走ったに違いないのです。そのことだけを考えても、日本におけるナイチンゲール像は、なぜか看護教育のなかで不可解に歪《ゆが》んで語りつがれていたことがわかるのです。

　しかし今日においては、実像としてのナイチンゲール(1)はしだいにクッキリとその輪郭《りんかく》を現わしてきています。もはや歪められ、誤解されて教えられることはないはずです。ところが私は、現在でも間違ったイメージを抱いたまま、看護師として働いている方々が大勢いることを知っています。正しいイメージ教育がなされてこなかった証拠だと思います。

　ナイチンゲールは十九世紀という激動の時代を、自らの強い意志と行動力で生き抜いた卓越した女性であり、人間社会における看護の意義を発見し、

*2　ＧＨＱは第二次世界大戦後の連合国占領軍本部。その民生部門の看護師たちが、日本の看護改革を推進しました。

(1)　リン・マクドナルド著、金井一薫監訳、島田将夫・小南吉彦訳「実像のナイチンゲール」現代社、２０１５年

看護職を誕生させ、格差が高まる社会において虐《しいた》げられた人々の暮らしを守るための活動に着手し、社会の歪《ゆが》みを改革しようと努力した特異な生涯を送った女性です。

【註1】「ナイチンゲール誓詞(2)」
われはここに集いたる人々の前に厳かに神に誓わん
わが生涯を清く過ごし、わが任務を忠実に尽くさんことを。
われはすべて毒あるもの、害あるものを絶ち、
悪しき薬を用いることなく、また知りつつこれをすすめざるべし。
われはわが力の限りわが任務の標準《しるし》を高くせんことを努むべし。
わが任務にあたりて、取り扱える人々の私事のすべて、
わが知り得たる一家の内事のすべて、われは人に洩らさざるべし。
われは心より医師を助け、
わが手に託されたる人々の幸《さち》のために身を捧げん。

(2) 杉靖三郎「ナイチンゲール誓詞」看護学雑誌、9巻5号、4頁

【註2】日本で行なわれている「戴帽式」では、看護学生がロウソクに灯を燈《とも》して参列しますが、この灯は「先輩から後輩へ」看護の心を繋《つな》ぐ

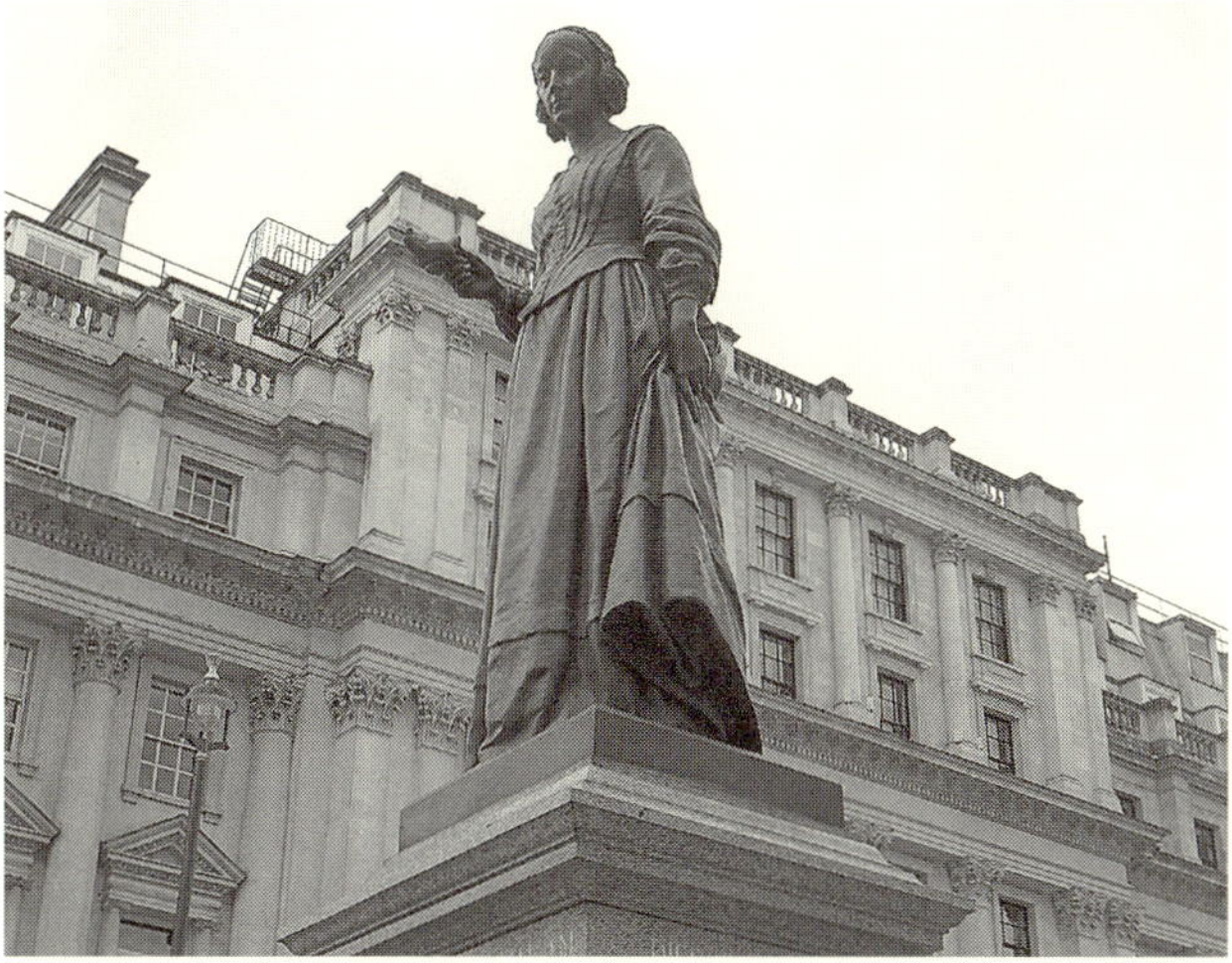

【写真1】ロンドンの広場に建つナイチンゲールの銅像

（著者・撮影）

という意味があります。ナイチンゲールが戦場で燈したランプの光を象徴しているのかもしれません。

2　第一版から第三版まで出版された3つの『看護覚え書』

『看護覚え書』とは、いったいどんな本なのでしょう。原本を見てみたいと思いませんか?

ナイチンゲール看護研究所には、『看護覚え書』の初版本、第二版(=増補改訂版)、第三版(=労働者階級版)の3点が所蔵されています。このうちの初版本はとても薄い本で、第三版はとても小さな本です。ここでは『看護覚え書』の出版事情についてお話ししましょう。

①第一版・初版本

初版本は、1859年12月に出版され、翌年の1月に販売開始となりました。全14章、79頁、縦21センチ、横14センチの小さな本です。

クリミア戦争で有名になったナイチンゲールが書いた本であるということ

が影響したのでしょうか、発売から1カ月で1万5千部も売れたと言われています。当時としてはベストセラー本だったようです。多くの書評が書かれ、『看護覚え書』の内容は絶賛を浴びました。看護という世界が、世の人々の間で話題になり、初めて受け入れられた歴史的な瞬間でした。

ナイチンゲールは、第一版において、「すべての女性は看護師である」と述べています。自宅で家族の看護をしている女性たちや、病院において病人の看護にあたっている女性たちに、あるべき看護の考え方を土台に据えた、看護の基本的な形について説きました。

② 第二版・増補改訂版

改訂版は、１８６０年7月に「増補改訂新版」として出版されました。初版本をベースにしていますが、総頁数は２２２頁、縦23センチ、横15センチと大きくなりました。

改訂版の大きな特徴のひとつは、第十五章として「補章」が設けられ、そこには「看護師とは何か」というテーマが掲載されているという点です。つまり、ナイチンゲールは、改訂版を看護師向けに意識的に書いたであろうと推測することができます。第二版は、第一版に比べて装丁も美しく、読みやすいのが特徴ですが、出版部数はわずか2千部だったそうで、その後再版されることなく今日に至っているため、一般に入手することは困難です。

③ 第三版・労働者階級版・廉価版

廉価版である第三版は、1861年4月に出版されました。第三版は、より多くの人々に読んでもらおうと、タイトルも「労働者階級のための看護覚え書」と改められ、価格を安く（1冊2ペンス～7ペンス）しました。そのため第三版の内容は大幅に削減されてしまっています。(註3)

第三版では「補章」が省かれていますが、その代わりに「赤ん坊の世話」という章が追加されています。

縦17センチ、横10・5センチの小さな本で、中を開くと、小さな文字がびっしりと隙間《すきま》なく並んでいます。廉価版はその後しばらくは再版が繰り返され、多くの人々が手にしたと言われています。

こうして版を重ねて出版された『看護覚え書』ですが、現代にあっては、初版本は世界中で頻繁《ひんぱん》に復刻されていて入手は容易ですが、第二版と第三版は入手不可能となっています。第二版は看護師（＝専門家）向けのものと理解されているためと思われます。

　しかしナイチンゲール思想の全容は第二版に込められていますから、今日の看護師たちが『看護覚え書』から彼女の思想をくみ取ろうとするならば、なにはともあれ第二版を土台として読むべきです。

　ところで、英国においては、ナイチンゲール看護師訓練学校が開設された当初（１８６０年）には、教科書として使える書物がなかったようで、ナイチンゲールは『看護覚え書』を使うように助言しています。その後、看護師訓練学校を併設している聖トマス病院は、１８７１年に現在の場所に移転したのですが、その時点で養成人員を増やし、カリキュラムを整理し、本格的な看護教育が始まりました。そこでの教育には『看護覚え書』第二版が「必読書」として指定され、さらにその第十五章（補章）の「看護師とは何か」から読むように指示されました。続いて第十三章、第一章、第三章、第六章、第七章、第八章、第十章、第十一章が指定され、これらの章は少なくとも４回は繰り返し読むように指導されていました。(3)

　英国において、この伝統がいつ頃まで続いたのか不明ですが、いつの間にか完全に消えてしまっているのは残念でなりません。

(3)
Lucy Seymer. "Florence Nightingale's Nurses:The Nightingale Training School, 1860-1960" Pitman Medical Publishing Company Ltd. 1960. p.160.

日本における『看護覚え書』の翻訳は、現代社において「初版本」の翻訳本が1968年に刊行され、その後入手困難だった「第二版」を原本として翻訳が行なわれ、1973年に出版されています。その後、改訳を重ね、今日では改訳第七版が出るに至って、多くの看護学校で活用されています。こうして日本の看護界においては『看護覚え書』第二版の普及とその研究が進みました。それは世界に誇ることができる事象です。

【註3】当時の貨幣価値を、現代の日本円に換算すると、さまざまな説がありますが、1ポンドを約2万円としたばあい、『看護覚え書』初版本は5シリングでしたから、約5千円と高価でした。しかし、第三版は再版するたびに価格を下げ、1冊が1200円~350円くらいに相当し、かなり廉価になっています。すこしでも多くの人々に読んでもらいたいというナイチンゲールの思いが表われています。

3　『看護覚え書』が書かれた時代背景

『看護覚え書』は十九世紀英国の特徴ある社会状況のなかで生まれました。

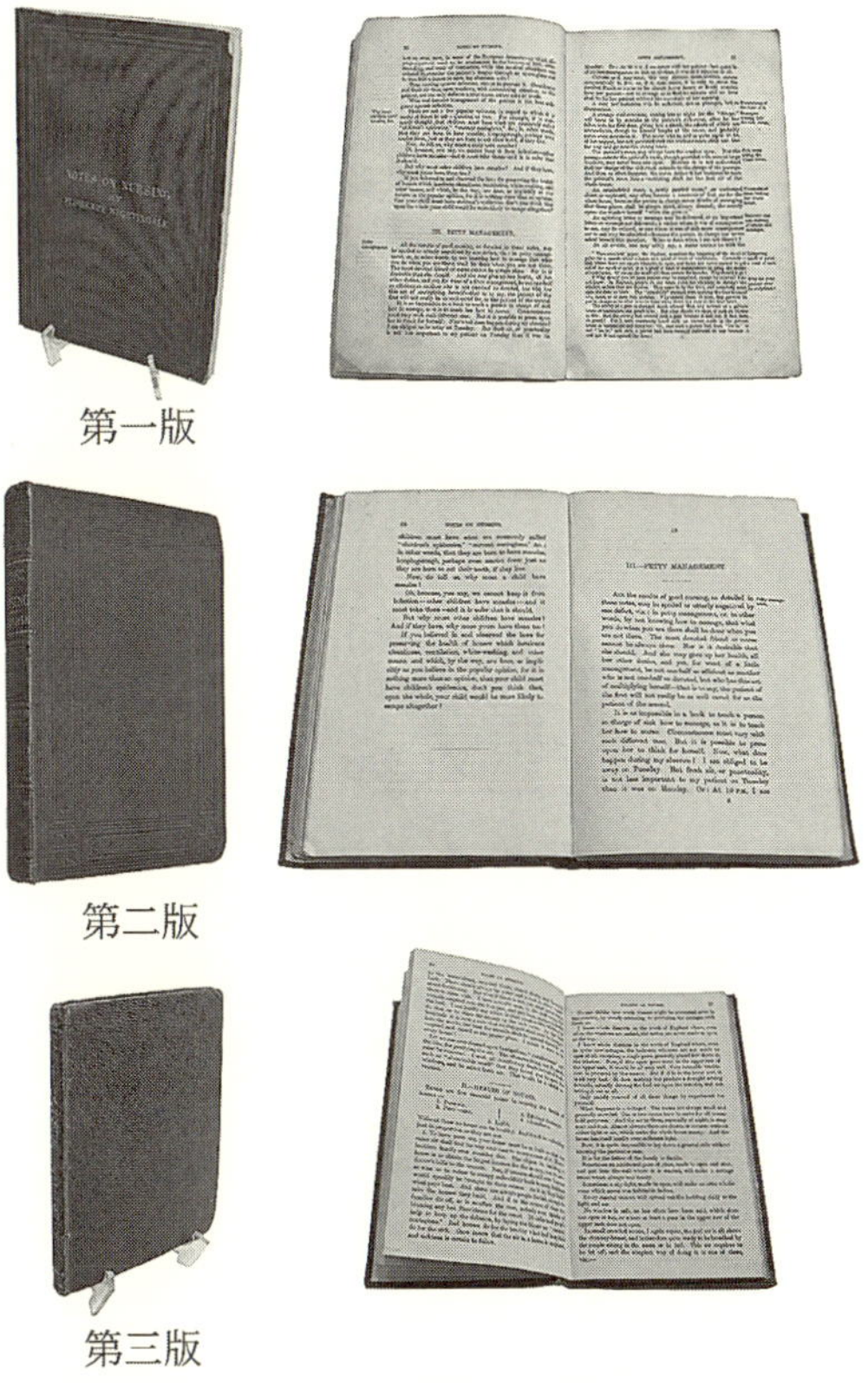

【写真２】『看護覚え書』第一版～第三版の写真

（著者・撮影）

若い日本の看護学生の皆さんが、現代の医療状況に重ねて『看護覚え書』の内容を把握しようとすると、「これは古い時代のもので、あまり価値がないのでは……」という思い込みが生じるかもしれません。そこで、『看護覚え書』を読む前に、当時の時代背景を把握してみましょう。

（1） 産業革命による社会構造の変化と、人々の暮らし

ナイチンゲール（1820〜1910）が生を受けた十九世紀の英国という国は、ヴィクトリア朝時代とも言われ、産業革命[註4]を成功させた国として、世界に君臨していました。

産業革命とは、十八世紀から十九世紀にかけて英国で起こった社会的な出来事です。これは人類史において大転換となった技術革新で、当時の社会構造に大きな変化をもたらしました。

産業革命による紡績工業の発展と蒸気機関の誕生が、社会の進展の土台を作り上げました。エネルギーの原料は石炭です。また産業革命は資本家と労働者という新たな資本主義生産様式を生み出し、農業社会から工業社会へと社会構造を変化させました。それに伴って、英国では人口の都市への集中が

起こり、都市においては貧困と不衛生な環境が、人々の健康と生命を脅かしていったのです。

特に人口の増加が激しかった都市は、ロンドン、マンチェスター、リヴァプール、バーミンガム、リーズ、グラスゴー、エディンバラなどです。それらの都市は近代化され、裕福な人々の暮らしは華やかなものになりましたが、一方その裏では、おびただしい数の死者も出ています。１８３９年の調査によれば、マンチェスターやリヴァプールの職工・労働者・召使いの家族の死亡者の平均年齢は、なんと15～17歳でした[4]。死亡率の高さについては、ナイチンゲールも『看護覚え書』のなかで述べています。

「戸籍年報第五号（１８４３年）において、「首都の健康地区と不健康地区とについて、最も不健康な地区では千人あたりの死亡率は29・９人で、一方、最も健康的な地区では死亡率は18人であった[5]」と。

現在と比較すると、健康的な地区でも死亡率はかなり高いですが、当時は、環境の差異がこのような死亡率の高低差として表われていました。

貧困階層にある人々は過酷な労働に耐え、不潔で狭い家屋の中で、汚染された井戸水を飲み、食べ物もろくに手に入らない生活を送っていましたから、彼らの間に感染症が蔓延するのを止めることは困難でした。したがって、貧

(4) 金井一薫『ケアの原形論・新装版』現代社、２００４年、39頁

(5) ナイチンゲール著、湯槇ます・薄井坦子・小玉香津子他訳『看護覚え書』現代社、２０１１年、58頁

困対策と疾病対策（感染症対策）が国の最重要課題となっていました。
　ナイチンゲールはこういう時代にジェントリーといわれる階層[6]の大地主の娘として生まれ、上流階層の豊かな暮らしを満喫して育ちました。当時は「2つの国民の時代」[7]といわれたほどに、裕福な階層と貧困階層との間には、生活の格差が激しく存在した時代です。中流階層の平均年収が約300ポンド、下層階層では100ポンド、そして年収30ポンドを割るような人々を最下層と呼んでいたようですが、ナイチンゲール家は父親のウィリアム氏の年収が、彼の学生時代ですでに7千〜8千ポンドだったということですから、いかに豊かな暮らしを営んでいたかがわかります。[8]
　『看護覚え書』は、こうした時代背景のなかで生み出されたのです。
　ナイチンゲール家の人々は、英国の歴史を動かすことのできる、ごくわずかなリーダー的存在であったという事実を、まずは頭に入れておかなければなりません。ナイチンゲールが世論を動かせる身分であり、周囲に多くの有能な人脈をもっていたことが、当時はまだ下層階層の人々に担われていた《看護》に光を当て、看護改革の必要性を世の中に訴える上で大きく役立ったのです。

(6) 日野秀逸『フロレンス・ナイチンゲール・上巻』労働旬報社、1990年、64頁
(7) 長島伸一『世紀末までの大英帝国』法政大学出版局、1987年、70頁
(8) セシル・ウーダム-スミス著、武山満智子・小南吉彦訳『フロレンス・ナイチンゲールの生涯・上巻』現代社、1981年、5頁

【註4】 この時代の産業革命は、第一次産業革命といわれています。その後に起こった石油産業による革命を第二次産業革命と呼び、現代ではITによる第三次革命を経て、AI(人工知能) 開発による第四次革命が起こっています。いずれの産業革命においても、それによって社会構造は大きく変化していきます。

(2) 当時の病院と看護師

病院が今日のような形態をとるようになったのは、比較的最近のことです。ナイチンゲールの時代には、病人を世話するための施設が2種類ありました。1つはボランタリー・ホスピタル (篤志病院) で、裕福な人たちの寄付によって建設された主に貧困者のための病院です。もう1つは救貧院 (ワークハウス) 病院です。これは貧困者が収容される福祉施設に付属するもので、貧困者専用の病院です。いずれの病院も貧しい人々が収容される施設でしたから、看護の質は高くありませんでした。ことに、救貧院病院で働く看護師たちの質は最悪で、訓練を受けていない最下層の女性や、救貧院に入所している女性で病気に罹《かか》っていない者が、看護師と呼ばれる仕事をしていたのです。

彼女たちは常時、病院から患者に支給されるお酒を盗んでは飲み、患者に金品を要求することもしばしばで、世間では看護師といえば《いかがわしい女性》として嘲笑《ちょうしょう》の対象となっていました。

さらに一般的に病院の環境は劣悪で、換気も悪く、1つの部屋に多くの患者が押し込まれ、不潔の巣窟《そうくつ》のような場所でした。救貧院病院の環境はさらに酷《ひど》く、室内便器で物を洗ったり、普通の病室では2~3本のタオルが支給され、それは週に2回しか交換されなかったり、感染患者が一般の患者と同室だったりと、看護の基本はなおざりにされ、患者は人間扱いされていない状況にありました(9)。

若いころのナイチンゲールは、こうした病院の実態をつぶさに把握していました。そして看護師になりたいと考え始めてからは、本格的に本来の病院のあり方や看護のあり方を、多くの資料を読んで考え、周囲の猛反対にあいながらも、自分の夢の実現に向けてひた走ったのです。

また、医師たちの状況も今日の状況とは大きくかけ離れていました。医師たちの地位が確立し、今日のように保全されるようになったのは十九世紀も半ば過ぎのことです。つまり医師という職業においても、その担い手にははっきりとした階層性があったのです。社会的身分の高いごくわずかな医師たち

(9) 金井一薫『ケアの原形論・新装版』現代社、2004年、47~53頁

は、伝統ある有名な大学で医学を学び、内科医として上流階層の患者の診察にあたっていました。*3

長い歴史のなかで、ヨーロッパに浸透していた一つの慣習がありました。それは人の身体に触れることは卑しい仕事であるという考え方です。したがって上流階層の医師たちは患者の身体に触れることを嫌い、問診と与薬を主な治療法としていました。外科医は手を使って患者に触れるという理由から、社会的身分は内科医よりも低かったのです。医師たちのための専門教育が行なわれ、医学体系が確立して数多くの優秀な人材を輩出するようになるのは、医師法が制定された1858年以降のことです。

ナイチンゲールの身分は当時の多くの医師たちよりも高かったのですから、ナイチンゲール自身は、医師に絶対服従するという考え方は抱いていませんでしたし、彼女には看護師という職業は自立を願う女性にとって、時代が必要とする新しい選択肢《せんたくし》であるという確信がありました。

『看護覚え書』執筆の背景には、こうした医療や看護をめぐる状況が存在したのです。

*3
ナイチンゲール家の主治医は、ヴィクトリア女王の主治医ジェイムズ・クラーク卿でした。クラーク卿の助言によって、若きナイチンゲールは家を出て、自立の道を歩む決断ができたのでした。

（3）『看護覚え書』とクリミア戦争体験

「私は地獄を見た」「私は決して忘れない」と、ナイチンゲールはクリミア戦争（1854～1856年）から帰国直後の手記に書き記しています。[10] ナイチンゲールがトルコの兵舎病院で看取った兵士たちの死因は、そのほとんどがコレラやチフスなど感染症によるもので、銃弾によるものではありませんでした。[註5] 兵士たちの死は、陸軍の組織と病院の管理がしっかりと行き届いていれば避けることができたはずだったのです。

『看護覚え書』が執筆されたのは、ナイチンゲールがクリミア戦争から帰還して3年後のことです。『看護覚え書』には、ナイチンゲールのクリミア体験を直接想起させる個所がところどころに見受けられます。ナイチンゲールはクリミア従軍期間の約1年半の間に、過酷な状況下で、2万人を超える兵士を看護したのですから、その経験から学びとったこと、考えたことが反映されていないはずはないのです。

帰国後に真っ先に彼女が手がけたのは、クリミア戦争において何が誤りであったかを分析することでした。そのために精力的に資料を集め、考察し、

(10) セシル・ウーダム-スミス著、武山満智子・小南吉彦訳「フロレンス・ナイチンゲールの生涯・上巻」現代社、1981年、353頁

報告書にまとめるという作業に従事しました。できあがった「公式報告書」と「機密報告書」は、包括的に、かつ詳細にわたって問題点をとらえています。この2つの報告書は1858年に刊行されました。ここで特記すべきことは、調査と分析の結果をとおして、一般の民間病院のあり方についてまで、視野を広げて言及している点です。この手法は現代の社会科学の研究手法とよく似ています。その意味でナイチンゲールは社会科学者ともいえる能力をもっていました。(註6)『看護覚え書』は、先に刊行された「2つの報告書」の翌年に執筆されたことになります。

ナイチンゲールは、不衛生な環境下の兵舎病院内で、できる限りの看護を実践しました。食事の問題、衛生の問題、管理システムの問題が最重要課題でしたから、その改善に多くのエネルギーを注ぎ込みました。また回復した患者には、本国にいる貧しい家族のために送金制度を作り、学校や図書館やコーヒーハウスを建設して、軍隊組織では人間扱いされなかった下層階層出身の若者たちに、自活の道を拓《ひら》いたのです。

こうしたクリミア戦争体験は、ナイチンゲールに多くの教訓を残しました。彼女がとらえた問題点は、本国の病院や看護体制あるいは人々の暮らしの中

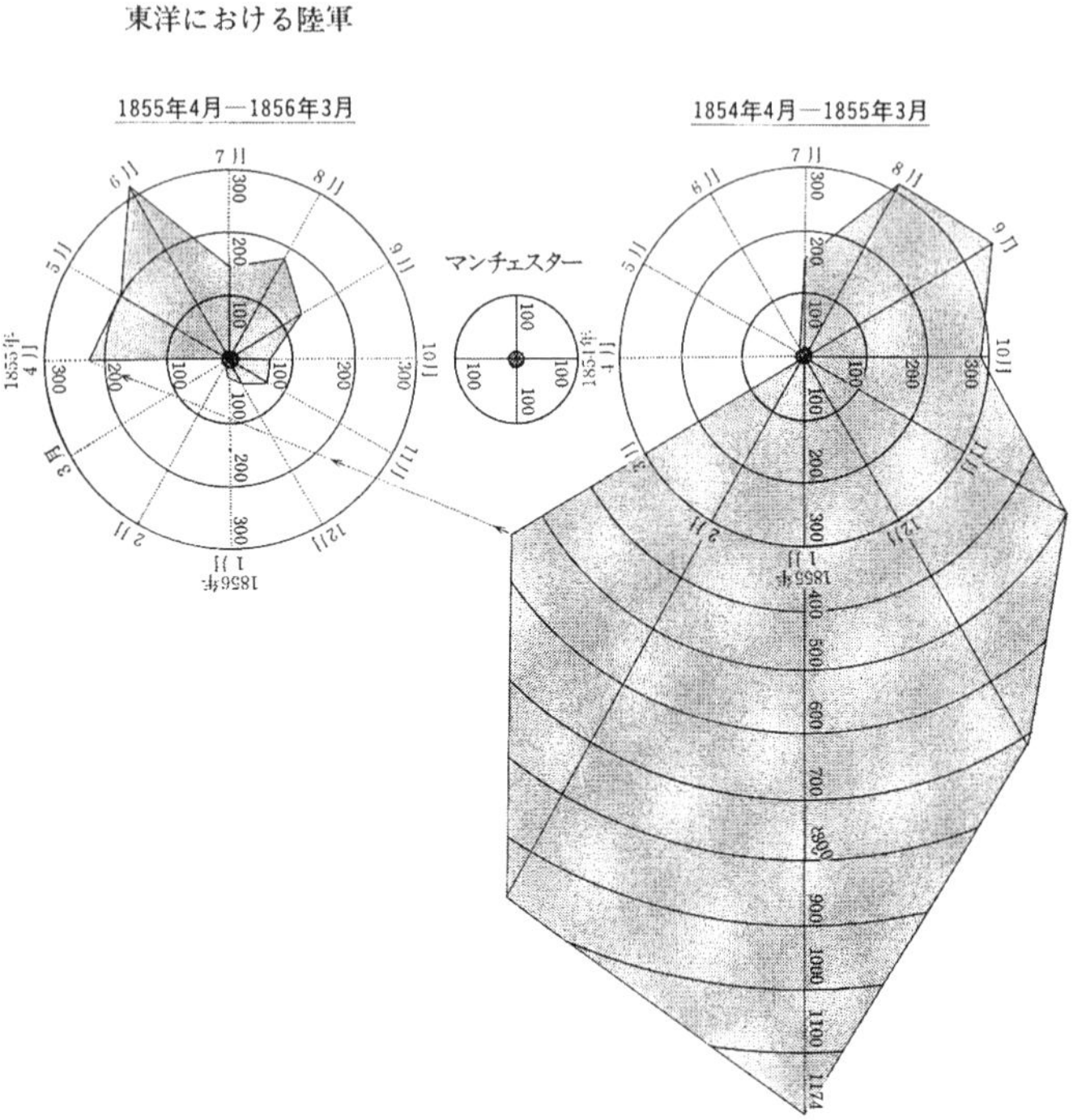

【図１】ナイチンゲール作図のバッツ・ウィング

（出典：「綜合看護」第 24 巻 第 1 号，現代社，1989 年，25 頁）

にみる問題点と共通していました。ですからクリミア戦争をとおして得た知見や見識はそのまま、『看護覚え書』の根底に流れているとみるべきでしょう。換気や衛生の大切さ、食事やきれいな水、睡眠や変化や声かけの必要性など、短期間にきわめて強力にナイチンゲールの頭に焼き付いたテーマが、『看護覚え書』の随所に隠れているように思います。

また『看護覚え書』には、その序章において「病気とは何か」という独自のテーマが示されています。「病気とは回復過程である」というこの視点もクリミア戦争で多くの患者を観てきた経験のなかから生まれたのかもしれません。

ナイチンゲールは『看護覚え書』をとおして人類史上初めて《看護の本質》を解き明かしてくれました。クリミア従軍にも勝るこの偉業は、ナイチンゲールの思考のうちに、クリミア体験がずっしりと重く、深く、残っていて、それが一気に昇華されて表出されたものという見方もできると思います。

【註5】 ナイチンゲールはクリミアから帰還後に、戦地で亡くなった兵士たちの死亡原因を調べ、その実態を円グラフに示しました。バッツ・ウィングとかローズチャートなどと呼ばれている数種類のグラフを見れ

ば、一目で死亡原因の大半が感染症であることがわかります。

【図1】は、1854年4月から1856年3月までの陸軍の病院における1000人あたりの年換算死亡率を示しています。いちばん内側の小さな黒い円は、「もし仮に陸軍の死亡率が、イギリスで最も不健康な都市（マンチェスター）と同じ死亡率であったなら、死亡率はどれくらいになるか」を示しています。つまりマンチェスターの死亡率（円の中心にある黒い小さな円）とクリミア戦争当時の病院における死亡率とを分かりやすく比較したことになります。

【註6】　2つの報告書のうち、1つは「公式な王立委員会の報告書」であり、もう1つは陸軍大臣パンミュア卿の要請による「要約」と呼ばれた機密文書でした。後者は私費を投じて作成したもので、完成時には900頁におよぶ報告書となり、略して『英国陸軍の保健覚え書』と呼ばれます。正式には『主に先の戦争での体験に基づく英国陸軍の健康と能率と病院管理に影響を与える事項に関する覚え書』となっています。

第二講　「タイトル」に注目し、「はじめに」を読む

第二講　「タイトル」に注目し、「はじめに」を読む

さっそく、『看護覚え書』を読んでいきましょう。

第二講では、表紙の「タイトル」に注目した後、「はじめに」に書かれている2つのテーマについて考察していきます。

ところで、ここで読み進めていく翻訳版『看護覚え書』は、現代社版の『看護覚え書』第七版[*1]を採用しています。本書で採用する引用個所は、すべて現代社版であることをお断りしておきます。

1　「サブタイトル」にみる、ナイチンゲールの意図

ナイチンゲールは『看護覚え書』をとおして、いったい何を伝えたかったのでしょう。『看護覚え書』を書いた目的は何だったのでしょうか。

それは、本書のタイトルをみれば一目瞭然《りょうぜん》です。

＊1
ナイチンゲール著、湯槇ます・薄井坦子・小玉香津子他訳「看護覚え書」（改訳第七版）、現代社、２０１１年

本著の原題は「Notes on Nursing—What it is, and what it is not」です。かつて多くの人々は「Notes on Nursing=看護覚え書」という書名はよく知っていましたが、サブタイトル(副題)の「What it is, and what it is not=看護であるものと看護でないもの」については、ほとんど関心を寄せてきませんでした。

『看護覚え書』のみごとさは、このサブタイトルに表われています。つまりナイチンゲールは本書をとおして、「どうすることが真の意味での看護になり、どうすることが真の意味での看護にならないか」を、まだ本当の看護を知らない人々に伝えようとしたのです。

当時の看護師という職業は、貧困階層の教養の無い女性たちによって担《にな》われており、世間では忌《い》み嫌われる仕事でした。また当時は、家庭の健康を守る女性たちの、健康に対する知識も浅くて偏《かたよ》っており、国全体に不健康と無知とがはびこっていた時代でした。

ナイチンゲールは、看護のはたらきの意味を正しく認識していなかった当時の人々に向けて、自分が発見した正しい看護のあり方とその意義を示そうとしました。つまり、看護とは何か、何をどう行なえば本当の看護と言えるのかという、きわめて斬新《ざんしん》なテーマを提起したのです。そしてこの斬新さが、世の人々の心を揺《ゆ》さぶったのでした。

ですから現代においても『看護覚え書』を読むにあたっては、このサブタイトルが提起している「看護であるものとないもの」について、ナイチンゲールに教えを乞う気持ちで向き合わなければなりません。初学者たちが看護を学ぼうとすれば、まずは「看護とはいったい何か」という問いに答えてくれる『看護覚え書』から学び始めるのは、しごく当然の道筋なのです。

さて、「何が看護であり、何が看護でないか」という問いへの答えを出すには、それを判定するための基準、つまり《ものさし》のようなものがなければなりません。[＊2] そうでないと、看護師それぞれの価値観によってイエスかノーかを判断することになってしまうからです。ナイチンゲールの凄《すご》さは、正しい看護にみちびくための基準（判定基準）を明確に示したことにあります。したがって、本文を読んでいけば《看護であるもの》を実現するための基本設計が見えてきます。つまり本書には、真の看護とは何かについての「答え＝看護の方向軸」が用意されているのです。

このテーマを今日の現状に照らして考えてみます。

通常、看護は一人ひとり異なる対象に向けてのケアであり、また、そのつど、そのときの状況に合わせてのケアであるために、そこに共通する答えな

＊2
金井一薫がナイチンゲール思想から導き出した《看護の5つのものさし》については、第五講を参照してください。

どない、ともいわれています。しかし、状況が異なる対象へのケアであるからこそ、看護の本質にみちびかれて、そのつど、看護であるものが提供されるようにしなければ、そこに看護の専門性を見出すことはできなくなります。個別ケアは、あくまでも看護のあるべき方向軸に沿って、提供の仕方を工夫していくところに求められるのです。そうでなければ、それぞれの看護師の人生観や価値観によって異なるケアになってしまい、患者は交替する看護師によって違ってくるケアに苦しめられるかもしれません。

ナイチンゲールは、この判断基準は看護に携わるすべての人々が共通認識しなければならないと考えていました。そうすれば、チームで展開する看護を、《看護であるもの＝What it is》として実現することが可能だからです。

1867年の論文では、次のように述べています。

「私はまず《看護》という言葉の意味するところに関して、われわれは当然同じ理解をもっていると思いたい[(1)]」と。

これは看護師の訓練と組織のあり方に関する世間からの質問に答えて述べた文章です。ナイチンゲールは、看護師の訓練にあたっては、まず、すべての看護関係者が《看護であるもの》や《看護の意味するところ》に関して、同じ理解をしていなければならないと考えていました。そうでないと真の看

（1）ナイチンゲール著「救貧院病院における看護」（湯槇ます監修、薄井坦子・小玉香津子他訳「ナイチンゲール著作集・第2巻」現代社、1974年、3頁）

護は実現されないと考えていました。それをふまえて、看護師の訓練（＝教育）を開始すべきだというのが、ナイチンゲールの意見だったのです。

この「看護であるもの」（＝看護の原理）は、すべての看護師において、少なくとも看護チームの全員において、共有されているべきです。今日において『看護覚え書』を読む意味は、ナイチンゲールが提唱する「看護の原理」を継承し、それを実践に根付かせるところにあります。

このように《看護であるもの》を明らかにした『看護覚え書』は、単に看護についての覚え書（メモやノート）ではなく、人類史上初めて、《看護とは何か》というテーマに向き合った書物であり、時代が変わっても変わらないものの見方を示した貴重な文献なのです。

私はこのテーマを《三段重箱の発想》と名付けて教えています。【図2】

これは〝看護実践の構造〟ともいえるものです。

三段重箱の下段は《看護の視点＝ものさし》です。この「看護の視点」は「看護の本質」とも「看護の原理」とも呼ばれ、実践を行なう者は誰もが共有していなければならない普遍的なものの見方です。

中段は《条件・状況》です。看護の対象は個別性が高く、看護現象は常に

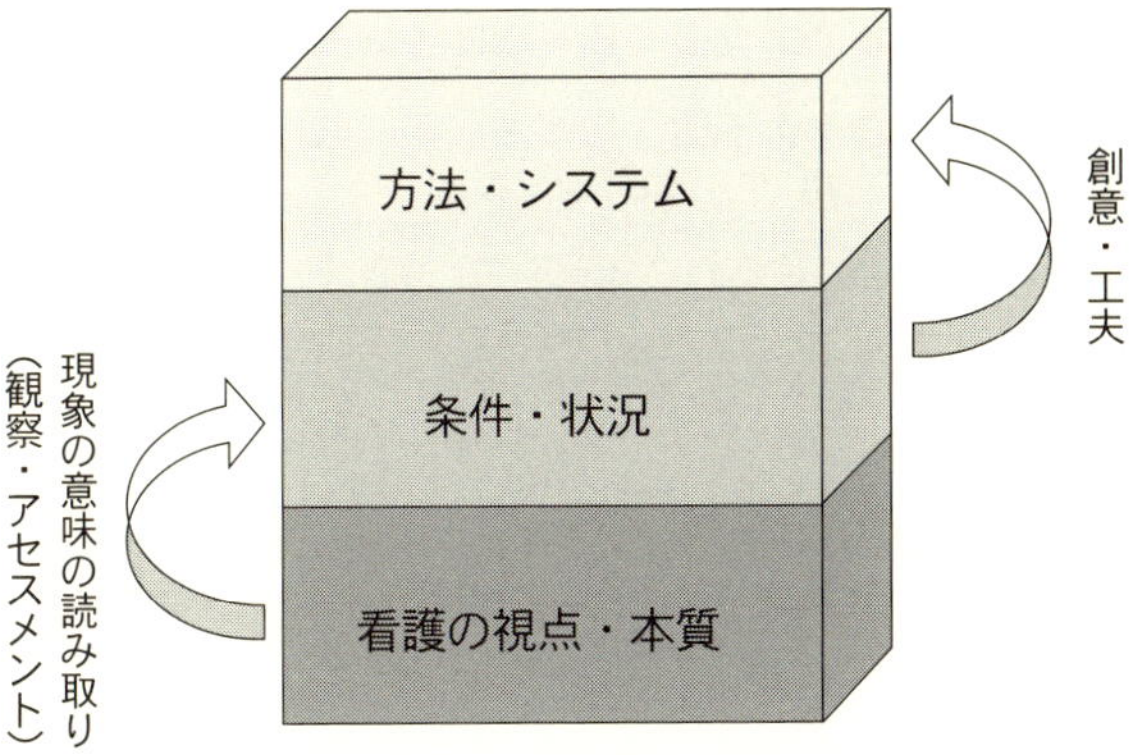

【図２】三段重箱の発想

一回性・即時性に富んでいます。ですから看護師はいつでも、現場で起こる現象が、看護的にどんな意味をもっているのかを、看護の視点をふまえて読み取っていかなければなりません。ここでは看護師としての《観察力》が問われます。看護師と素人の違いは、看護師は自分の頭を看護師として訓練しており、現象をいつも看護の視点で観察し、読み取っているところにあります。

上段は《方法・システム》です。

個々の現象が看護の視点で読み取られていきますと、その延長線上に「では看護師は今、何をすればよいのか」という課題解決策が浮かびます。それを実践に移す時には《創意・工夫》が欠かせません。なぜなら、患者は一人ひとり異なる存在であり、現象は一回限りのものですから、そのつど、適切な看護が創出され、提供されていかなければならないのです。

このように、看護実践のあり方は、最初から上段に入る方法が決まっているわけではありません。いつでもなされた看護が看護になるように、条件に適した方法を、一人ひとりの対象者に合わせて編み出して行くのです。これが、看護はルーティンワークでは成功しない理由であり、看護師たちに下段の《看護の視点》の共有が求められる所以《ゆえん》です。

また、なされた看護の評価をしていくときには、対象の状況が好転したか、プラスの変化があったか、と見ていくことで判断できます。プラスの変化を看護師がみちびいたとき、「看護って、面白い」と感じるはずです。それが看護師の生きがいや、やりがいになります。

このように、看護実践には1つの方向軸が定められています。自らの感情や信条に左右されずに《看護であるもの》を創り出せるとしたら、それはまさに専門職の域に達します。ナイチンゲールはこれを《アート（ＡＲＴ）》とよびました。

私たちは迷うことなくここに自己研鑽の道を求め、その道をひた走りつつ、実践を創り上げていけばよいのです。

2　看護の担い手は誰か？

次は『看護覚え書』の「はじめに」の文章に着目してみましょう。そこには看護は誰が担《にな》うのかという問いに対する答えがあります。

ほとんどすべての女性は、一生のうちに何回かは、子供とか病人とか、とにかく誰かの健康上の責任を負うことになる。言い換えれば、女性は誰もが看護師なのである。（1節）

ナイチンゲールは「健康」というテーマこそ、すべての人が追求し実現しなければならない最高の価値であると考えていました。

そして彼女は、看護の機能をその健康というテーマと結びつけ、人が健康に生きていくために「日々の暮らし」（＝日常生活）を整えることこそ看護であると説いて、この「暮らしを整える」という発想を最も大切にしました。健康を維持するのも、また病気から回復させるのも、暮らし方ひとつにかかっているからです。そして『看護覚え書』のなかでは、その暮らしを支え、暮らしの質を高め、暮らしを管理していくのは、まぎれもなく女性たちの役割であると説いたのでした。「すべての女性は看護師である」という指摘は、こうした思想を背景に生まれたものです。このことは、社会における看護の機能というものは、決して一部の専門家に帰属するものではなく、すべての人々に向けて開かれたものであることを示しています。

確かに、看護という行為は看護師の資格がなくても誰でもできるものです。

高齢になった両親の看護、子どもが病気やけがをしたときに行なう手当《てあて》など、家族への介護や看護は、今でも、人として生まれてきたからには、誰でも進んで行なうものです。それゆえ、現代では「すべての人間は看護師である」と置き換えても良いかもしれません。なぜなら、男性も家族の介護や看護を積極的に行なう時代だからです。ナイチンゲールは、看護本来のあり方を伝えるにあたって、職業としての看護師のみならず、「他者《ひと》の健康に責任を負うすべての人たち」を対象にして語りかけたのです。

しかしここに、では看護師という専門職にある人々の役割は何かという疑問が出てきます。その答えは、看護師こそ、この看護という機能について深く学んだ専門家であり、それ故に、一般の人々をリードして、一般の人々が生活を健康的に整えていくことを手助けする役割を担っているという点にあります。なぜなら、専門家がいなければ、人間はすぐに本来の看護の姿を見失ってしまいやすいからです。したがって、看護師は他の誰よりも「健康的な生活の整え方」に関しては、長《た》けた知識と実践力をもっていなければならないということです。

ところで、十九世紀の英国という国においてこうした指摘がなされたということは、特別な意味あいがあったはずです。なぜなら、人々は家のなかに実践しなければならない看護があるなどとは思いもよらないことでしたし、仮にあると考えていた人々がいたとしても、その内容に関しては恐ろしい誤解と偏見が満ちていました。上流階級には上流階級なりの問題がありました[*3]し、社会の底辺に暮らす人々の生活ぶりは、健康には程遠く目にあまるものがありました。そして結果として人々は皆、不健康だったのです。

ナイチンゲールの指摘は、多くの知識人に影響を与えました。そして「一家に一冊『看護覚え書』を……」とまで謳《うた》われ広められていきました。こうした現実とそれによる成果は、ひとつの社会改善運動となりうる要素を含んでいたと思います。

時はまさに、当時の社会病理現象を是正するための運動が盛り上がってきた時代でした。極貧層の増大にともなって出現した社会の混乱を救おうと、多くの人々がその救済に乗り出しており、さまざまな社会改革運動[*4]が展開され始めていたからです。

それらは主として政治や経済、または福祉などの社会制度や社会政策上のテーマとして浮かび上がってきた問題であったのですが、ナイチンゲールはこの時まったく視点を変えて、その時代の社会病理現象を「人々にあるべき健康の姿を示すこと」で救おうとしたのです。

＊3
当時、上流階級の若い貴婦人たちの間では、例えば、食事を摂らないことが流行となり、1日の食事をお茶とパウンドケーキだけで済ませたり、また空気の悪い舞踏会場に足を運んで、肺の機能を低下させたりしていました。

＊4
ナイチンゲールと同世代の社会改革家として有名な人に、オクタヴィア・ヒルがいます。彼女はロンドンの貧民層の住宅改善に力を注ぎました。ナイチンゲールはオクタヴィア・ヒルを高く評価していました。

彼女は、国民一人ひとりが健康的な暮らしを自覚し、自分の住む家と家族を健康的によみがえらせることができれば、それによって社会全体に活力が生み出され、その活力こそが社会悪を是正していく根源的な力になると考えたのでしょう。

このばあい、家庭にあって家族一人ひとりの健康に留意し、家そのものの健康を管理していく責任者は、どうしてもその家の主婦あるいはそれに代わる女性でなければなりませんでしたから、ナイチンゲールはこの女性たちに力をつけて、その力によって、病んだ社会を根底から立て直そうと考えたのでした。

ここに私はナイチンゲールの思想の深さをみるのです。しかもその思想は極めて実践的、かつ現実的なものです。革命の旗を掲げて闘争をするのでもなく、政治や経済を動かして社会体制を変革するわけでもなく、まことに静かに、女性たちの力を使って、人間の幸福を実現させようとしたところに、『看護覚え書』のもつ際立《きわ》った思想性があるように思えます。

3　看護の視点と医学の視点は異なる

次は看護の独自性にかかわるテーマです。

先に「すべての女性は看護師である」と説いたナイチンゲールですが、では、彼女たちが行なうべき看護の内容とはいったい何だというのでしょうか。ナイチンゲールは「はじめに」のなかで、看護という機能を医師と比較してこう述べています。

日々の健康上の知識や看護の知識は、つまり病気にかからないような、あるいは病気から回復できるような状態にからだを整えるための知識は、もっと重視されてよい。こうした知識は誰もが身につけておくべきものであって、それは専門家のみが身につけうる医学知識とははっきり区別されるものである。（1節）

ナイチンゲールの時代には、彼女が看護であると考えていた「新鮮な空気や温かさや清潔さなどを与える日常のケア」は、ほとんど価値がないものとして顧《かえり》みられていませんでした。それよりも「多くの病気に対しては特定の医薬や療法が用いられて」（序章10節）おり、病気のときにはすべて医師と薬に頼ればよいという考え方が一般的だったのです。それに対してナイチンゲールは「看護の知識は、医学の知識とははっきり区別されるものである」と諭《さと》して、看護の重要さを強調し、看護本来の姿を示そうとしたのです。

この指摘は、とても意味があります。病気に立ち向かうとき、人々はまず医師を頼り、苦痛を取り除いてほしいと願い、病気からの回復や病状の安定に看護の力が絶対に必要であるとは思わないものです。何よりも効果のある薬や手術で治してほしいと望むでしょう。

しかし、ナイチンゲールは病気からの回復にとって、看護師の存在と看護力は必要不可欠であり、それがなければ、回復が遅れるか不可能になると考えていました。なぜなら、病気が引き起こす「苦痛」には、「①生理的な苦痛」と「②生活上の苦痛」の二つがあり、闘病生活がもたらす二番目の苦痛こそ、病人にとっては辛くて耐えがたい、大きな負担であるからです。(2)

病気そのものがもたらす数々の苦痛に対しては、医学の力は絶対です。私たちはどれほど多くの恩恵を、医学の進歩から得ているか、はかり知れません。しかし一方で、病気がもたらす数々の生活上の不自由や制限による苦痛

(2) 講演録「免疫力と看護―『看護覚え書』を読み解く」ナイチンゲール看護研究所、２０１８年、22～23頁

からの解放と軽減は、医師たちの仕事ではありません。これこそまさに適切で的確な看護の力がなければ実現しません。ナイチンゲールは、的確な看護はどうしたら生み出せるのか、という点について語ろうとしたのです。

ところで、時代の変遷とともに看護の世界が成長した結果、現代においては、看護と医学ははっきりと区別され、それぞれに異なる実践が行なわれているのでしょうか？

残念ながら、これには否《いな》と答えなければなりません。家庭にあっても、医療現場にあっても、ますます医学的治療法が選択の基軸をなしており、看護師だけでなく家族のケアをする女性たちも、医師と薬と医療に頼っており、暮らしを整え、暮らしのなかで病気と向き合うことに、本来の看護があるという点を重視していません。この傾向はナイチンゲールの時代とそっくりです。むしろ現代の方が医療への依存度は高いと言えます。

十九世紀にナイチンゲールが指摘したことこそ、今日において実現すべき課題です。それは「看護と医学ははっきりと区別されるものである」という内容においてです。そのために、今一度、「看護とは何か」に立ちもどって考えてみることが必要です。これが出来なければ、日本の看護は医学からの独立を果たすことができませんし、人々が自らの病と闘うその方向軸や、病との向き合い方も、上手に見出すことはできないでしょう。

日本は、超高齢社会を迎え、百歳老人の数もうなぎ上りにその数を増しています。がん・心臓病・腎臓病・脳血管障害・認知症などで、長い闘病を余儀なくされている人が増加しています。高齢者が自らの病気とどう向き合い、自らの生命とどう付き合っていくか、ナイチンゲール思想から学ぶ点は多くあります。

【図3】は、「医学と看護とでは病気をみる視点が異なる」というナイチンゲールからのメッセージを、今日的に図式化してみたものです。

病気をみる医学の視点は、左から右の矢印にみちびかれて、その先の「診断を下して治療する」につながります。反対に、病気をみる看護の視点は、右から左の矢印にみちびかれて、その先は「生活の処方箋を描いて、生活過程を整えるケアをする」につながるでしょう。

日本の看護師であれば誰も、これまでの看護と医学は決して対等な領域として育っていないことを知っています。臨床の現場でなされている看護は、

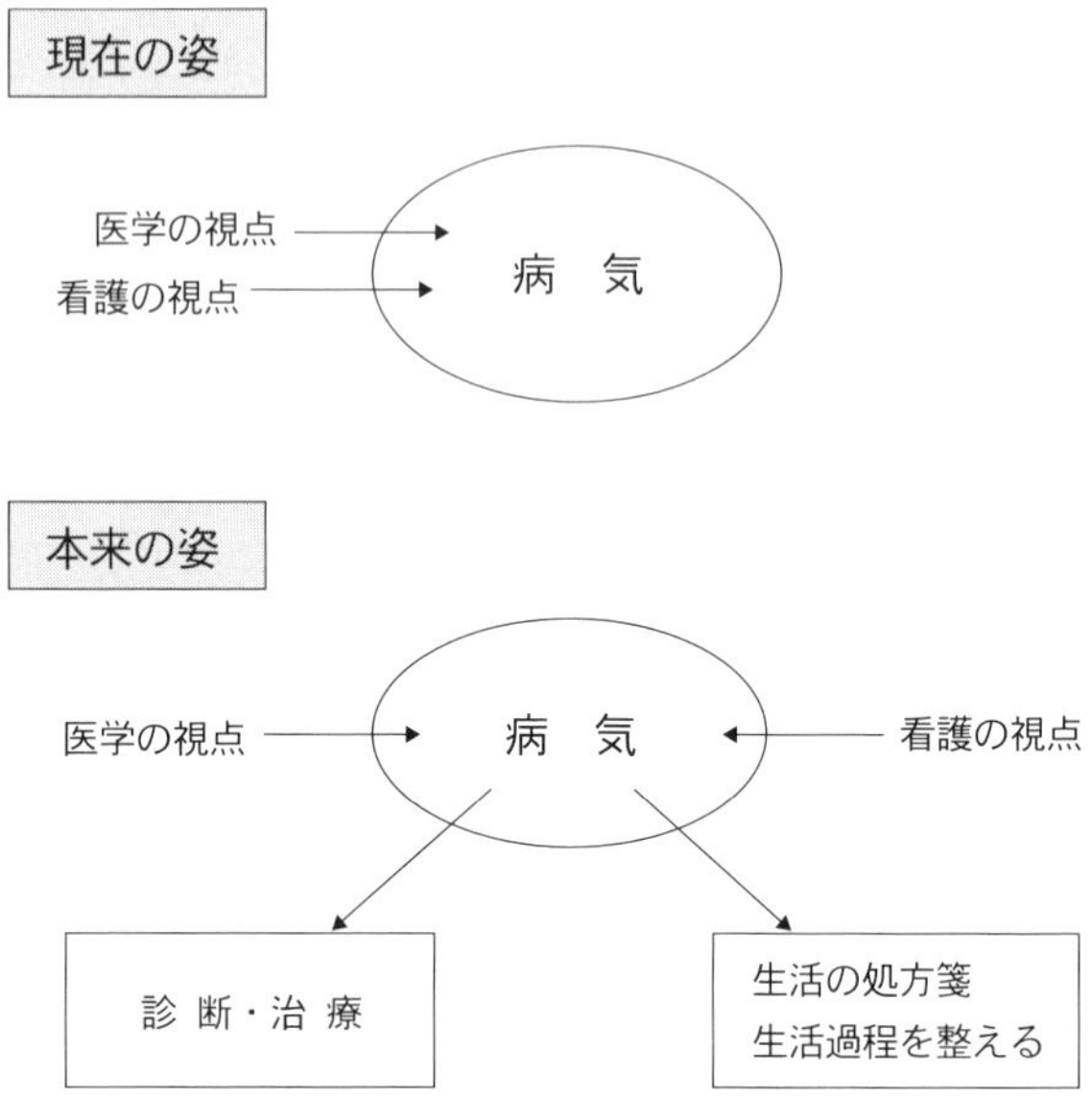

【図３】本来の看護と医学のあり方

看護の視点を見失っていることが多く、どちらかといえば医学の視点の延長線上でものを考え、実践しているからです。看護は車の両輪の片方を担うどころか、一輪車の大車輪の後押しをしているようなものです。

こうした現状は、長い日本の医療の歴史のなかで培《つちか》われてきたものですから、そう簡単に看護師たちの動きを変えられるとは思いませんが、日本の看護が専門職として自立するためには、まず何よりも自力で「自らの視点」を明確にすることから始めなければならないのです。

そのためには看護の視点を医学の視点と区別し、その知識を体系化していく研究と活動とが、今以上になされなければならないと思います。[*5] そうでなければ、いつまでたっても看護師は医師の診療の補助者としての地位と役割に甘んじていなければならないでしょう。

（そしてそれは、「看護がその力を十分に発揮できない」ことを意味し、さらに、これがだいじなところですが、ひいては「国民が真の看護がもたらす豊かな恩恵を十分には受けられない」ことを意味します）。

以上、「タイトル」と「はじめに」を、現代的視点をもってみてきました。ナイチンゲールが少ない言葉のなかに秘めた看護への思いを、このように

＊5 現在、ナイチンゲール看護論を継承し、日本の文化に適した視点で構築された看護論として「ＫＯＭＩケア理論」が存在します。この中で金井一薫は、医学の視点とは異なる看護の視点で「いのちのしくみ」と「疾病」をみつめ、新たな学的構造を構築するための研究に着手し、一定の枠組みを提示しています。

見ていくことで、これまでの看護を振り返り、今日とこれからの看護の方向を定めるのに役立つと思います。

第三講　「序章」を読み解く
――人類初の看護の定義

第三講　「序章」を読み解く
――人類初の看護の定義

1　「看護とは何か」が明らかになる

『看護覚え書』の「序章」に入っていきます。

「序章」の内容は、きわめて重要です。なぜなら、ここには人類史上初となる《看護の定義》が提示されているからです。[*1] ナイチンゲールは「序章」において、看護はどういう目的をもって行なわれる行為なのかという点について言明しています。その内容はそれまで人々がイメージしていたものとはまるで異なるものでした。ナイチンゲールの指摘の根底には、明らかに明確な科学的思考がありました。

ナイチンゲールが導き出した《看護の定義》は、なんと《病気とは何か》という「病気の定義」に裏打ちされていました。現代ではそれをエビデンス（根拠）とよんでいます。そして、ナイチンゲールが看護の定義にたどり着

＊1
ナイチンゲール以前にも、看護師という職業はありましたが、「看護とは何か」を明確に定義づけしたのは、人類の歴史のなかでナイチンゲールが初めてでした。

いた（つまり看護を発見した）その根底には、彼女の内に人間の身体の生理的な仕組みについての正確な知識と深い洞察があったことが、うかがわれます。彼女はそれを《自然の法則》または《健康の法則》とよびました。
序章の冒頭の言葉を見てみましょう。

まずはじめに、病気とは何かについての見方をはっきりさせよう。——すべての病気は、その経過のどの時期をとっても、程度の差こそあれ、その性質は回復過程（reparative process）であって、必ずしも苦痛をともなうものではない。つまり病気とは、毒されたり（poisoning）衰えたり（decay）する過程を癒そうとする自然の努力の現われであり、それは何週間も何カ月も、ときには何年も以前から気づかれずに始まっていて、このように進んできた以前からの過程の、そのときどきの結果として現われたのが病気という現象なのである。（1節）

「病気とは、程度の差こそあれ、回復過程という性質をもつ」と考えたナイチンゲールは、体内ではたらく自然治癒力（人体の回復のシステム）をみすえ、そのはたらきに力を貸すのが看護の目的であると考えたのです。《体内ではたらく回復のシステム》とはいかなるものかというテーマについては、後で詳しく述べますが、看護であるものとないものを判断するときの決め手になるのは、看護師がこの回復のシステムに同調したはたらきをしたかどうかという点にあるのです。

話を病気の定義に戻しましょう。

ナイチンゲールはこの文章のなかで、病気について次の4つの指摘をしています。まとめてみましょう。[*2]

①病気は回復過程という性質をもち、必ずしも苦痛を伴うものではない。

②病気は体内で引き起こされる「毒される過程」と「衰える過程（乱れ）」を癒そうとする自然の努力（自然治癒力の発動）の現われである。

③体内における回復過程（自然治癒力の発動形態）は、気づかれずに長期にわたって発動し続けている。

④病気という現象は、その時々の体内環境の結果（乱れ）として現われるものである。

＊2　ナイチンゲールは病気を次のようにもとらえて、暮らしとのつながりを示唆しています。「病気や疾病とは、健康を阻害してきたいろいろな条件からくる結果や影響をとり除こうとする自然のはたらきの過程である」（1882年）

なんと現代の生命科学からみても充分に納得できる、いえそれをも超える発想でしょうか。

この発想の根底にはすでに、現代において明らかになりつつある《細胞がもつ癒しの力》や《免疫システム》などの考え方が横たわっています。もちろんこうした知見は、ごく最近になって判明してきたものであり、当時のナイチンゲールが知る由もないのですが、彼女の病気のとらえ方のなかには、明らかに今日的な生命科学の知見があると読み取ることができるのです。

ここでだいじなことは、この発想の延長線上に《看護の目的》や《看護のあり方》が明らかになっていくという点です。つまり、ナイチンゲールによれば、病気という現象が現われている時には、体内で自然治癒力や回復のシステムが発動しているのだから、この自然の力の発動を助けるような条件を生活の中につくることが、看護の重要なテーマであるということです。それが看護の目的となります。

そして、ナイチンゲールは看護を次のように定義しました。

看護とは、新鮮な空気、陽光、暖かさ、清潔さ、静かさなどを適切に整え、これらを活かして用いること、また食事内容を適切に選択し

適切に与えること――こういったことのすべてを、患者の生命力の消耗を最小にするように整えることである。（6節）

ここに、看護実践の軸足が定まりました。

患者の生命力の消耗を最小にするということは、結果として体内の自然治癒力の発動＝回復に向かう力を促すことにつながります。そして生命力の消耗を最小にするという行為は、すべて生活動作をとおして行なわれますから、ナイチンゲールは、生活のすべてにわたって患者の生命力の消耗を最小にするように配慮することによって、体内で癒しの力が発動しやすい状態をつくること、これが看護活動の目的であると述べたのです。

このように「序章」には、《病気とは何か》《看護とは何か》の2点についての明快な記述があります。この内容が理解できれば、あとに続く第一章から先の読み取りは楽にできるはずです。つまり、第一章から先を読むにあたっては、

①体内の自然治癒力（癒しの力）を高めるためには、どのような生活の条件・状況を創ればよいか。

②生命力の消耗を最小にするためのはたらきかけとは、どのようなものか。
という「問いかけ」を頭の中において、各章におけるナイチンゲールの主張に耳を傾けていくのです。

2 「病気とは回復過程である」を解く

ナイチンゲールは、「病気とは、回復過程である」と説きました。つまり、病気とは、体内で自然治癒力が発動している状態であると言ったのです。では、体内で発動している回復過程とは、いったいどういう状態をさすのでしょう。

《回復過程》の原語は「reparative process」です。*3 reparative という単語には、「修繕する」とか「回復させる」という意味があります。しかし日本語として《回復過程》と訳すと、それはあたかも《回復している過程＝治っていく過程》としてイメージされやすく、正しく理解されない可能性がありま す。なぜなら病気は必ずしも治るとは限らず、慢性的に症状が続くこともあれば、死の転帰を辿ることもあるからです。ですから《病気とは治っていく過程》であるという解釈は間違っています。

＊3 「reparative process」は「修復過程」とも訳せますが、現代社版では「回復過程」と訳しています。この方が、体内で躍動的にはたらく自然治癒力の姿を、ポジティブにとらえられると思います。

ナイチンゲールの時代には、生理学や生物学などの生命科学が現代のように発達していませんでしたから、ナイチンゲール自身は、自らがつかんだ「reparative process」という発想を、生理学的に説明するのはとても難しかったはずです。その証拠に『看護覚え書』改訂第三版（労働者階級版）では、病気の説明部分はすべて削除されています。[*4] しかし、この部分はナイチンゲール看護思想を解く上では欠かせない重要な内容ですから、この言葉を現代の生理学や生物学などの知見を活用して、看護的に解釈していこうと思います。これはナイチンゲールができなかったことを補う作業ですし、ナイチンゲールを乗り越えるテーマとなっています。

まずは《回復過程》の意味づけから始めましょう。《回復過程》とは体内で発動する自然治癒力＝回復のシステムのことで、生体に備わっている《恒常性維持システムの全体》を指しています。例えば、破壊されたところを元通りに修復するシステム、外敵と戦って人体を守るシステム、または人体を構成する細胞1つひとつの健康を支えるための内部環境の保持システムなどをイメージすることができます。

最近の研究では、人体に備わっている回復のシステムは、一つひとつのシステムが独立して発動するのではなく、きわめてダイナミックに発動してお

＊4
ナイチンゲールは、『看護覚え書』改訂第二版を出版したのち、周囲の反応をみて、より多くの人たちにもっと広く読んでほしいと願いました。それで廉価版の第三版を発行したのですが、そのとき第二版の内容を重視し、ページ数の縮小をはかりました。「病気とは何か」という病気の定義はこの時に外されました。

り、細胞どうし、臓器どうしがメッセージ物質をやり取りしながら、常に緊密につながりあい、巨大なネットワークを形成して情報交換をしているということがわかってきています[1]。

つまり、人体内部のどこかに破損や炎症や不具合が生じたばあい、その情報は全身の細胞や組織や器官に伝えられ、身体全体のバランスを保つために必要な手立てがとられるということです。そもそもこうした回復のシステムは、健康時においても生体の恒常性を維持するために、常に発動している機能と同一のものです。つまり回復のシステムは、外界からの刺激や内界のどんな変化にも即時に対応し、体内を常に一定の安定した状態に保つようにはたらいているのです。

もしも何らかの原因で人体を構成している細胞社会のバランスが崩れたとき、そこには常に全身をコントロールする回復のシステムが、その乱れを整えるべくはたらき始めます。ですが、時間軸の流れのなかで、結果として元通りに復元できず、何らかの症状や病状が現われるばあいがあります。ナイチンゲールは、生体に何らかの障害が生じたとき、それに対抗して生体を守り、障害を除去して修復を図ろうとする回復過程がはたらくからこそ、病気という現象が発生すると考えました。回復過程が発動し続けた末、その結果、

(1) NHKスペシャル「人体・神秘の巨大ネットワーク・1〜4」東京書籍、2018年

体内で何らかの症状や病状が現われたとき、それを《病気という現象》と呼ぼうと言ったのです。

病気という現象は、ある部分またはある範囲の細胞に、深刻で不可逆的なバランスの乱れがあるか、乱れ方の範囲が広いか、または人体を守る回復のシステムの発動自体が弱化してしまって、乱れを復元できない状態に陥っているときなどに現われると考えられます。

さて、ナイチンゲールの《病気のとらえ方》が少し理解できたでしょうか？　私自身は、最近の研究に裏付けられた《人体の回復（治癒）システムの構造》が理解できるようになって、ようやくすっきりと、ナイチンゲールの病気のとらえ方の真の意味をとらえ直すことができたように思います。皆さまの理解も進むことを願うばかりです。

ここで再度、ナイチンゲールの文章を読み返してみましょう。解説を加えた後ですから、以前よりも理解が深まるはずです。

まずはじめに、病気とは何かについての見方をはっきりさせよう。――すべての病気は、その経過のどの時期をとっても、程度の差こそあれ、その性質は回復過程（reparative process）であって、必ずしも苦痛をともなうものではない。つまり病気とは、毒されたり（poisoning）衰えたり（decay）する過程を癒そうとする自然の努力の現われであり、それは何週間も何カ月も、ときには何年も以前から気づかれずに始まっていて、このように進んできた以前からの過程の、そのときどきの結果として現われたのが病気という現象なのである。（1節）

いかがですか？　ご自身の理解の仕方に何らかの変化がありましたか？「すべての病気は、その経過のどの時期をとっても、程度の差こそあれ、その性質は回復過程である」この表現は見事ですね。

さまざまな病気や症状を想像してみてください。すべての病気は、その経過のどの時期をとっても、必ず体内で回復のシステム《恒常性維持のためのシステム》がはたらいています。しかしそのはたらきの度合い（程度）は一定ではありません。それをナイチンゲールは「程度の差こそあれ＝多かれ少なかれ」と表現しています。生体内部のありようは、いつも同じ条件、状態であることは不可能です。体内外の刺激の質や量によって、回復のためのシステムは発動の仕方を変化させるからです。

次に「病気とは、毒されたり（poisoning）衰えたり（decay）する過程を癒そうとする自然の努力の現われである」を解いてみます。

毒される過程とは、体外から生命を脅かすものが侵入することで起きる現象です。具体的には、細菌感染や怪我《けが》をイメージするとわかりやすいでしょう。空中から、あるいは裂傷部を通して異物が体内に侵入すると、白血球たちはたちまちその異物を非自己と認識し、即座に全身の細胞に敵の正体を知らせ、排除しようと闘いを開始します。また、毒性の高いものを食べたときには、消化管のはたらきによって嘔吐や下痢症状が出現します。こうしたプロセスを「毒される（poisoning）過程を癒そうとする自然の努力の現われである」とみることができます。

一方で、衰える過程とは、一般的には老化の過程のなかに引き起こされる現象です。老化[*5]とは、細胞数の減少や細胞の機能不全を意味しますが、人体には必ず代償機能という回復のシステムがはたらき、身体全体のバランスを取り続ける努力をしています。

「殆どすべての種類の細胞が個体の加齢に伴って数を減少するが、肝細胞や腎上皮や心筋線維や脳幹部神経細胞などでは、残った細胞は萎縮せずむしろ大きさを増している。このような所見を、数の減少を代償するための機能

＊5
一つひとつの細胞には分裂回数が決められています。限界まで分裂した細胞を老化細胞と呼びます。老化細胞が増えることで「老化」が加速されます。老化は40歳ころより加速されると言われています。

の亢進と考え、生命維持に直結あるいは関連する細胞であるとする」[2]という見解があります。

またこうした事実とは別に、加齢にともなう萎縮がありますが、「こういった状態では、細胞が小さくなることによって、エネルギーの消費を抑え、好ましくない状態に耐えている」[3]とみることが可能です。

さらにどのようにして細胞が萎縮するかというと、「細胞内小器官を消化しながら小さくなっていくのです。つまりただ単に小さくなるだけではなくて、自分の一部を食べてエネルギーにしながら、窮乏状態に耐えるようになっていくのです」[4]。

この現象は、後に述べますがオートファジーと呼ばれています。

このように加齢による細胞数の減少や萎縮をカバーする生の営みが行なわれています。それを「衰える（decay）過程を癒そうとする自然の努力の現われ」ととらえることができると思います。

ナイチンゲールの指摘は、まるで二十一世紀に生きている人の言葉のように響きますね。

さらにナイチンゲールの眼は、「それは何週間も何カ月も、ときには何年

（2）田内久「老化と寿命をめぐって」日本老年医学会雑誌、27巻3号、266頁

（3）仲野徹「こわいもの知らずの病理学講義」晶文社、2017年、47頁

（4）同右書、47～48頁

も以前から気づかれずに始まっていて、このように進んできた以前からの過程の、そのときどきの結果として現われたのが病気という現象なのである」と見てとっています。

つまり、時間軸にそって常時発動している回復のシステムなのですが、病気という現象を発現させるかどうかは、そのときどきの細胞社会に生じた変調と、回復のシステム力とのせめぎあいの結果によるのです。どんな症状も、ある日突然に現われるのではありません。体内における細胞や組織の乱れ現象は、それと闘う回復のシステムとのやり取りがあって、結果として現われるものなのです。

たとえば、感染症における潜伏期や、癌細胞と免疫細胞たちとのやり取りなどを想像するとわかりやすいでしょう。それらは体内での数日、数カ月、あるいは数年間の闘いの末に症状を現わします。さらに糖尿病・腎臓病・心臓病・肝臓病、また骨筋肉疾患や精神神経疾患など、あらゆる病気は、体内における回復のシステムが総力をあげて闘った結果、力がおよばず、組織を構成している細胞社会が大きく崩れて機能が低下したとき、あるいは機能に変質が起きたときに、結果として現われた現象なのです。

しかしどんなに体内が乱れていても、たとえ人体が終末期を迎える段階にあるとしても、回復のシステム＝癒しのプロセスは、最期まではたらき続け、生命現象がより安らかに、より穏《おだ》やかに、そして生命力の消耗が最小になるように方向づけていくことでしょう。

このように、ナイチンゲールが述べた《病気のとらえ方》は、『看護覚え書』の執筆から、なんと150年経過した現代だからこそ、正確に読み解くことができるレベルのものだったのです。

3　体内ではたらく「回復過程」の具体的な姿

ナイチンゲールの時代と異なり、二十一世紀の生命科学は飛躍的な進歩を遂げています。これまで見えなかった体内における《癒しのシステム＝回復のシステム》は、分子生物学の力を借りて、また《バイオイメージング》という生きたままの状態で生物（細胞など）の体内活動を観察できる技術(5)を駆使して、かなり具体的に、かつ微細にその姿をとらえることができるようになりました。

本項では、こうした最新の科学の成果を十分に活用して、《回復過程の姿》

(5)　NHKスペシャル取材班「人体—ミクロの大冒険」角川文庫、2017年、21頁を細胞レベルで、さらにはミクロのレベルで明らかにしつつ、人体全体ではどのように統合されているかを、わかる範囲で見つめてみたいと思います。説明には専門的な言葉が使われますが、しっかりとイメージできるまで読み込んでください。

(1) 細胞にはたらく回復過程の姿

人体には約37兆個の細胞があり（少し前まで60兆個説が有力でした）、また200～300種類の細胞で構成されています。それぞれの細胞には寿命があり、その形も役割も異なります。すべての細胞の寿命が同じであれば、人はある期間生きて、ある時、急にバタッと倒れて死に至るでしょう。しかし細胞の寿命は細胞の種類ごとに異なり、人体全体で一定期間生きて死を迎えるようにプログラムされています。細胞を語ると、1冊の本が出来上がるくらいの分量がありますので、ここでは《細胞にみる回復過程の姿》に焦点をしぼって見ていきます。

① 細胞の再生機能と代償機能

人体内部では、約37兆個、２００種類以上にも及ぶ細胞が、互いに連絡をとり合い秩序のとれた《細胞社会》をつくっています。つまり「このような有機的な集合によって成り立っている多細胞生物は、《細胞》と《細胞社会》という二重の生命構造をとっている」(6)のです。

そうした細胞社会にあって、細胞は絶えず増殖し、必要に応じて分化しますが、不用になった細胞や有害になるような細胞は「自死せよ」との情報のもとに消去されています。これを「アポトーシス」現象といいます。

これをふまえて《細胞の再生と死》というプログラム構造を見てみましょう。

プログラムの一つは《再生系の細胞》に起こる現象です。たとえば皮膚の上皮細胞や消化管の粘膜上皮細胞、血液のなかの赤血球や白血球、肝臓の細胞や骨細胞など、一定の周期で古くなった細胞は、アポトーシスによって死を迎え、新しい細胞に置き換わっています。つまり各々の細胞には寿命があるのです。ちなみに、腸管の上皮細胞は1日～2日、白血球も1日から数日、皮膚は28日くらい、赤血球は１２０日などと言われています。毎日、身体全

(6) 田沼靖一『遺伝子の夢—死の意味を問う生物学』NHKブックス、１９９７年、14頁

体では5千億から1兆個もの細胞が生死を繰り返しているのです。

これこそ《細胞レベルでの回復過程》といえるでしょう。私たちの体内では、個々の細胞が日常的に生まれ変わって、生命を維持しているのです。

もう一つのプログラムは《非再生系の細胞》に起こる現象です。たとえば脳の神経細胞や心筋細胞などがその代表です。それらの細胞は、定められた期間を生き抜いた後は、再生することなく死に至ります。これらの細胞死を「アポビオーシス」と呼んでいます。

このアポビオーシスによる死が、その人の寿命を決定しているといえるのですが、しかしプログラムの途中で細胞の死が起こり、細胞社会が乱れたばあいはどうなるのでしょう。例えば脳出血や心筋梗塞などの病気が発症した時には、人体には回復のシステムがはたらかないのでしょうか?

大丈夫、そこにも《回復過程の姿》を見ることができます。このばあいは、細胞自体は再生しませんが、脳神経細胞間では生き残った健康な細胞たちが手をつなぐことで、新たなニューロンネットワークを形成し、機能の回復をはかっています。また心筋に張りめぐらされた血管網のどこかに血栓が詰まったり、出血を起こしたばあいには、すばやく新たな血管を新生させることで、残された健康な心筋細胞に酸素と栄養素を運び、機能の再生をはかっています。これが非再生系の細胞におこる《代償機能という回復過程の姿》です。

さて、個体の死に直接かかわっているのは、再生系の細胞と非再生系の細胞に起こるこの二つの細胞死の形態だと理解できたところで、もう少し詳しくみてみましょう。

日頃、私たちは怪我《けが》や火傷《やけど》をしたときに、細胞の死に直面することがあります。細胞の病的な死は《ネクローシス》とよばれていますが、臨床ではよく聞く言葉です。ネクローシスは細胞膜が壊れて細胞の内容物が流出する現象です。その内容物に白血球が集まってきて炎症反応が起きます。これは受動的な細胞死の形態です。

それに対して《アポトーシス》は、遺伝子に支配された細胞死といわれています。細胞は縮小して、核が凝縮し、断片化していきます。この断片化された細胞片を速やかにマクロファージが貪食《どんしょく》して除去します。このばあいには炎症反応は起きません。

「アポトーシスを誘導する要因は千差万別であるが、アポトーシスを起こす細胞の側から見ると、細胞社会のなかで自分の役目を果たし終えた細胞や、異常になってしまった細胞が、共通の自死装置を発動させて死滅していることがわかる。アポトーシスという細胞死の様式により生命体にとって好ましくない細胞が除去されることが、個体の生命維持にきわめて重要な役割を果たしている」[7]と見て取ることができます。

したがって、体内でアポトーシスがうまく機能しなかったばあい、細胞レベルでの恒常性を保つことができないばかりか、さまざまな病的現象を引き起こしてしまうことになってしまいます。

(7) 田沼靖一「遺伝子の夢—死の意味を問う生物学」NHKブックス、1997年、40頁

② 細胞内部の再生システム

1つの細胞の中にも、さまざまな回復の仕掛け、恒常性維持のための仕掛けが用意されています。それは驚くばかりです。

まず《オートファジー》について見てみましょう。これは2016年にノーベル医学・生理学賞を受賞した大隅良典栄誉教授[*6]の研究テーマです。《オートファジー》とは、細胞内の古くなったたんぱく質や異物を、細胞自身が分解して再利用する仕組みのことです。

成人は1日に160～200グラムのたんぱく質を、体内でアミノ酸から合成して利用しています。しかし食事から摂《と》るたんぱく質は1日60～80グラ

*6 大隅良典（おおすみ よしのり、1945年2月9日生）は、日本の生物学者（分子細胞生物学）で学位は理学博士（東京大学・1974年）。東京工業大学科学技術創成研究院特任教授・栄誉教授。

ムくらいですから、たんぱく質の材料になるアミノ酸が大幅に不足します。そこで細胞内では劣化した古いたんぱく質を分解してそこにできたアミノ酸を再利用しているのです。(8)

また、オートファジーは細胞内の老廃物を分解する浄化作用や、侵入した細菌や異物を分解する防御作用も併《あわ》せもっているようです。このシステムを《細胞内部の回復過程の姿＝生体維持機能》としてとらえることは可能でしょう。

③　DNAの転写ミスによる悪影響からの立て直し(9)

DNA（デオキシリボ核酸）の転写ミスによるたんぱく質の立体化が失敗すると、元のアミノ酸に戻されて再利用される仕組みも、《回復過程の姿＝生体維持機能》として見えてきます。

少し難しい表現になりますが説明してみます。

各種のたんぱく質は細胞内で作られるのですが、その機序はまず核の中でDNAがRNA（リボ核酸）に転写され、それが作成予定のたんぱく質に合わせて3文字1組となっていきます。その後3文字に適合した1つのアミノ酸に置き換わり、アミノ酸がいくつも連なって紐《ひも》のようになります。そして

(8)　産経新聞、2016年10月4日、朝刊

(9)　三村芳和『カラダの知恵―細胞たちのコミュニケーション』中公新書、2017年、107〜109頁

紐状のアミノ酸は一定の折りたたみによって、小さな塊《かたまり》（1つのたんぱく質）になって細胞から出て全身に運ばれていくのです。しかしこの作業工程では、超スピードでRNAに転写される作業中にどうしても転写ミスが起こります。そのままでは正しいアミノ酸が選択されず、また折りたたみも不完全な形になり、たんぱく質の機能が発揮されません。それが病気の原因になります。しかしこの時、回復のシステムがはたらき、立体化に失敗したとわかるや否や、元のアミノ酸に戻されてアミノ酸が再利用されるというのです。

このように細胞内で日夜作られる莫大な量のたんぱく質製造の裏には、監視システム[*7]が備わっており、ミスをキャッチして速やかに元に戻す仕掛けが存在するのです。人体はなんと精巧にできているのでしょう。

④ 細胞レベルでのコミュニケーション[(10)]

最近の研究で、細胞は体内外からの刺激に応じて、瞬時に相互コミュニケーションを行なっていることがわかってきました。そして細菌などの外敵から身体を守ったり、脳が認識するのを手助けしたりしています。つまり人体は細胞どうしをつなぐ「コトバ」としてのメッセージ物質をもっているのです。細胞たちが使うメッセージ物質の種類は多いのですが、気体分子を除け

＊7
DNAからRNAへの転写ミスが起こらないようにパトロールしているのは、白血球であることがわかってきています。

(10)
三村芳和『カラダの知恵―細胞たちのコミュニケーション』中公新書、2017年、107頁

ば、その正体はたんぱく質です。

「内分泌ホルモン」「神経ペプチド」「化学伝達物質」「サイトカイン」「抗原ペプチド」「抗体」「細胞内シグナル分子」「代謝酵素」などがコトバの役割を果たしています。ちなみに「ペプチド」とは、2個以上のアミノ酸が結合したものです。

一般的に、自律神経系は「神経伝達物質」を、内分泌系は「ホルモン」を、そして免疫系は「サイトカイン」をメッセージ物質として利用していることが知られています。[*8]

ここでは最近よく聞く「サイトカイン」とはどのようなはたらきをしているのかをみてみます。サイトカインには多くの種類があるのですが、主なものは30種類といいます。

その特徴を三村博士は、

「サイトカインの特徴は一言多義だ。同じサイトカインでも標的がちがうとふるまい方がちがう。ある細胞に対しては分裂をおこさせるのに、べつの細胞には蛋白質をつくらせる。このように《条件次第》《文脈次第》で使い分ける。だからこそ、きわめて複雑な生命現象に立ち入ることができる」[(11)]

と語っています。

*8 「自律神経系」と「内分泌系」および「免疫系」の3つがバランス良く保たれるためにはたらく機能を、「健康維持のトライアングル」と称しています。

(11) 三村芳和『カラダの知恵―細胞たちのコミュニケーション』中公新書、2017年、48〜49頁サイトカインを利用する細胞には、免疫細胞、小腸の腸管上皮細胞、総延長10万キロメートルにおよぶ血管の内皮細胞、血小板、線維芽細胞があります。これらがサイトカインを利用して必要な相手にメッセージを届け、かつサイトカインの受け手にもなって、状況に応じた適切な反応を起こすのです。人体のなかのミクロの世界では壮大なドラマが繰り広げられています。

(2) 細胞の健康を支える内部環境
――ホメオスタシスという概念

細胞たちが生きていくには、身体の内部環境のあり方がとても大切です。人体を構成している約37兆個もの細胞は、その1つひとつが適切な環境によって守られていなければなりません。細胞がその機能を十分に発揮するためには、細胞を取り囲む体液が常に最適の状態に維持されている必要があるのです。このテーマを提唱したのはフランスの生理学者クロード・ベルナール(1813~1878)でした。彼が書いた『実験医学序説』(1865年)によって《内部環境の恒常性》という概念が発表されました。

ベルナールに続くウォルター・キャノン(1871~1945)は、さらにこの人体の自動調整作用という考えを発展させ、《ホメオスタシス》という言葉で説明しました。今日では《ホメオスタシス》という概念は誰でも知るところとなっています。

ベルナールとナイチンゲールは生きた時代が重なっていますが、『実験医学序説』が刊行されたのは1865年ですから、ナイチンゲールがベルナールの説いた概念を学んで『看護覚え書』を書いたとは思えません。しかしナイチンゲールの生命のとらえ方や病気のとらえ方には、ベルナールやキャノンの発想と通じるものがあります。

ナイチンゲールは、少女時代から身内や親戚縁者への看病、それに戦場における大勢の兵士たちへの看病などをとおして、医学と異なる看護の効果を知るにつけ、この《ホメオスタシス》に共通する体内にはたらく生命の法則を感知したに違いありません。

ではここで、細胞の生死や細胞社会の安定にとって、きわめて重要である《ホメオスタシス》という概念について紹介しましょう。

細胞たちが健康に生きていくための諸条件を考えてみますと、それには「体液の量」「ガス組成」「水素イオン濃度（pH）」「血糖値」「体温」などの値が、常に一定の状態に保たれていることが重要です。こうした要素の安定性が《ホメオスタシス》という概念の中心におかれています。

人体は体重の60パーセントが液体であり、そのうち細胞自体に含まれる体液は体重の40パーセント、細胞外にある体液が20パーセントです。この割合が乱れると「浮腫」や「脱水症」などの症状が出てきますし、体表面積の20パーセント以上の重度の火傷の場合は、体液が漏《も》れて生命が危険になります。

面白いことに、体液の組成をみると海水の組成とそっくりです。これは人間が太古の時代、海に住んでいた生物を祖先とすることを想起させてくれます。

また、血液中の酸素と二酸化炭素の割合も決まっています。私たちの身体は外から空気（酸素）を取り込み、体内で生じた二酸化炭素を排出しています。動脈血内の酸素量と二酸化炭素量が常に一定に保たれていなければ、人間は健康的な生活を維持することができません。[*9]

次は「水素イオン濃度（pH）」という体液の中で最も重要な要素についてです。体液のpHは弱アルカリ性で、その最適な値は7・35〜7・45に保たれています。正常範囲を超えた場合は、即座に症状が出現し、生命が危険に曝《さら》されることになります。

＊9 動脈血の中の酸素量を表わす時には、P_aO_2 で表記します。動脈血酸素分圧ともいいます。基準値は90〜100㎜Hgです。血液中の二酸化炭素分圧は、P_aCO_2 で表わし、基準範囲は女性で32〜45㎜Hg、男性では35〜48㎜Hgとなっています。

さらに血中の血糖値も生体の恒常性維持には不可欠の要素です。「血糖値」とは、血液1dl（100ml）に含まれているブドウ糖の量のことです。摂取された炭水化物は消化吸収され、最終的にブドウ糖にまで分解されて血液中に入り、血糖値を上げます。血液にのって全身に運ばれたブドウ糖は、インスリンの分泌によって肝臓、脳神経細胞、そして骨格筋や心臓の筋細胞に素早く取り込まれ、呼吸で得られた酸素と結合してエネルギーを作り出しています。余分なブドウ糖は、肝臓や骨格筋でグリコーゲンとして、それでも余ったブドウ糖は脂肪組織において中性脂肪として貯えられ、血液中には一定量のブドウ糖しか残りません。ブドウ糖がもとの濃度に戻るとインスリンの分泌は止まります。こうして血糖値は常に一定に保たれます。インスリンの分泌不足や作用不足があると、ブドウ糖が細胞内に取り込まれずに高血糖状態となり、人体はエネルギー不足になって動けなくなります。さらには人体の機能を壊していくなどの問題が起こります。*10

加えて「体温」の恒常性も人間にとっては健康を保持していくための大切な要素です。細胞にとって必要なエネルギーをつくり出す代謝をするためには、人間の体温を常に36度〜37度に保つことが必要です。体温を一定に保つことができなければ、細胞は代謝をすることができなくなり、生体は死に至

＊10
この状態が「糖尿病」です。一般に空腹時血糖値によって判定しますが、HbA1c（ヘモグロビン・エイ・ワン・シー）の値を使うほうが正確です。ヘモグロビンは赤血球内の蛋白質の一種で、全身の細胞に酸素を送る役割を果たしています。HbA1cは血液中のブドウ糖がヘモグロビンと結合した状態です。赤血球の寿命が120日と長いので、HbA1cは過去1〜2カ月間の平均血糖値を反映します。6・5％以上で糖尿病と診断されます。

ります。[11] 外部環境の温度が高くなっても、低くなっても、体温を一定に保つことで、細胞は活動を続けていくことができるのです。

このように、生体はどのような変化が体内外に生じても、つまり細胞環境のいかなる変化にも、決して動じない常に一定した状態を保持するように仕組まれています。それをベルナールらは《ホメオスタシス》と呼んだのです。

＊11 体温が42度～45度以上の高温になると、たんぱく質が変質して死に至ります。また32度以下の低体温になると、筋肉硬直や心臓機能低下が生じて死に至ることがあります。

（3） ホメオダイナミクスと高次ネットワーク

しかし、これまで述べてきました細胞のつくり替えや代償機能や細胞社会の安定性など、これら1つひとつの回復システムは、別々のシステムとしてはたらくのではなく、高次ネットワークによって、ダイナミックに相互関与しながら、常に変わらない環境を創《つく》っているのです。現在ではダイナミックなネットワークシステムのことを、《ホメオダイナミクス》と呼んでいます。

「生体は、恒常性を維持するために、神経や脈管のような全身に張り巡らされた構造的ネットワークを用い、血流・体液により、末端に必要な免疫細胞やサイトカイン、ホルモン等のシグナル分子を、適時、適量運んでいる。この働きは、生体の発生・発達、成熟、老化のライフステージによって異なり、ストレスや罹患などの状況に対して生体を健全に保つべく、個々のシステムがダイナミックに変容していく。この恒常性維持機構の動的な変化を、《ホメオダイナミクス》と表現している」[12]。

ここでは、(1)④でも述べましたが、細胞間に飛び交《か》うメッセージ物質が、人体の恒常性維持に大きな役割を果たしているということが、再確認できると思います。

ここまで、ナイチンゲールが『看護覚え書』の序章で説いた、体内ではたらく《回復過程の姿》を、現代の知見をもとに描いてみました。回復のシステムは、1つひとつが独立してあるのではなく、身体全体で細胞どうし、臓器どうしが多くのコトバ(メッセージ物質)を使ってコミュニケーションをとりながら、体内外の状況をキャッチして、日々刻々とそれらに対応し、変化を続けながら躍動しているのだと理解できます。

問題は、こうした体内ではたらく回復過程の姿を描いたところで、では、看護とはいったいこうした体内のシステムと、どう付き合っていけば良いのかということです。最も大事なこの点については、第五講で詳しく説いていきます。

(12) 独立行政法人科学技術振興機構研究開発戦略センター・ライフサイエンスユニット「戦略イニシアティブ・ホメオダイナミクス(Homeodynamics)」https://www.jst.go.jp/crds/pdf/2010/SP/CRDS-FY2010-SP-12.pdf

また、第三講では《回復のシステム》としてだいじな役割を果たしている《免疫システム》については触れていません。免疫という世界は、今日では最先端の領域です。そして看護と深い関係がある領域であることも突き止められてきました。それゆえに、この後、第四講を起こして述べていきたいと思います。

第四講　《免疫》が担《にな》う治癒力と看護

第四講　《免疫》が担う治癒力と看護

二十一世紀に入ってから、生命科学の領域において、免疫のはたらきがクローズアップされるようになりました。私がこの原稿を執筆中にも、京都大学名誉教授の本庶佑《ほんじょたすく》先生[*1]が今年のノーベル医学・生理学賞を受賞されるというニュースが入ってきました。本庶先生のご専門は免疫学で、先生はがん免疫療法のパイオニアです。

《免疫》というと、これまでは生体防御システムの側面だけがクローズアップされてきました。しかし今日ではその機能と役割は多岐にわたり、免疫システムと免疫細胞が人体の健康維持にとって、きわめて大きな存在であることが認識され始めています。

そしてここが肝心な点ですが、《免疫》の知られざる機能や体内における役割とその実態を知れば知るほど、免疫系が《人体の回復過程＝自然治癒力》の中心に位置することが見えてくるのです。このことは、《回復過程を妨げない看護》または《回復過程を支援する看護》の実現を目指す看護や介

＊1　本庶 佑（ほんじょ たすく、1942年1月27日生）は、日本の医師、医学者（医化学・分子免疫学）で学位は医学博士（京都大学・1975年）。京都大学名誉教授・高等研究院副研究院長・特別教授。

護にとって、見逃すことができないテーマなのです。そこで本書においては、一講義分を割《さ》いて、「免疫の世界が担う治癒力」というテーマに迫ってみたいと思います。

1　免疫という世界をイメージする

免疫系をつかさどる主役の細胞たちは白血球であることはよく知られています。人体を構成する細胞数は約37兆個ありますが、そのなかで赤血球の数がずば抜けて多く、26兆個にもなるそうです[1]。人体を構成する細胞の種類はおよそ200～300種類といわれていますが、赤血球を除く残りの11兆個の細胞のなかで白血球数はなんと2兆個もあります。肝臓は大きな臓器ですが、その細胞数はおよそ2千5百億個ですから、白血球の数がいかに多いかがわかります。白血球は身体中を駆け巡り異変をすばやく認識して、それが人体にとって有害かどうかを判断し、体内外の敵から身を守るようにはたらいています。免疫の世界を知れば、ヒトは免疫という機構を通して自らの生を全うし、また微生物たちと共生の世界を築いているのだとわかります。

今日では《免疫系》のはたらきがより詳細に研究されるようになって、驚

(1)　三村芳和『カラダの知恵――細胞たちのコミュニケーション』中公新書、2017年、122頁

くような指摘がたくさんなされています。たとえば、免疫も脳も共に内部環境のバランスを維持するために大きな役割を担っているのですが、脳が脈管系や内分泌系という定められた経路を使って情報伝達物質のやり取りをしているのに比して、免疫系細胞は人体のどこにでも（血管を抜け出して）、必要な場所に駆けつけて情報を収集し、的確な判断と対処法を考え、それを必要な相手に伝えることができる、という優れた面をもっています。約２兆個にも及ぶ免疫細胞は、まとまりのある臓器を作ることなく、血管内をパトロールしながら、あるいは腸などの一定の住処《すみか》にあって、必要に応じて即座に、身体中のいたるところに駆けつけることができる巨大なシステムを形成している細胞たちです。この自在性が外敵や内敵から身を守ることができる秘訣なのでしょう。だからこそ、体内で高次ネットワークを形成するための主役になりうるのだと思います。

２　免疫細胞の種類と住処《すみか》

まずは簡単に《白血球》の世界の多様性に着目してみましょう。「免疫」と一言でいっても、その世界はとても複雑で、感動するほどに精緻《せいち》な仕組みをもっています。ここでは簡単に全体像を見ていきます。免疫系がいかに身体内部の自然治癒系の主役になっているか、また人体の回復のシステムを担っているかを理解する手助けとなれば幸いです。

まずは免疫細胞社会の全体像です。白血球には、幾種類かの細胞の仲間が存在します。これらの細胞たちは相互に共通のコトバを駆使してコミュニケーションをとりながら、状況に最も適した対処法を考え、攻撃や介入を仕掛けていきます。

まず白血球は骨髄の造血幹細胞から生まれますが、それが《骨髄系前駆細胞》と《リンパ系前駆細胞》に大きく分かれ、さらにそれらがいろいろな種類の白血球へと分化していきます。

全身に2兆個もある免疫細胞ですが、そのうちの70%は腸の絨毛細胞の壁の内側に住んでいると言われています。それもそのはずです。全長約8メートルにも及ぶ腸は、身体のなかで最も外敵が侵入しやすい臓器だからです。消化管は口から肛門まで、一本の管でできており、その内部は外界から取り入れたものが通過していきます。ですから腸内にはおびただしい数の免疫細胞が住んでいて、腸内に入ってくるあらゆる外敵をチェックしているのです。また、ここは未成熟な免疫細胞を一人前の細胞に育てるための訓練場所でもあります。免疫細胞のT細胞の訓練器官は「胸腺」ですが、最近では「腸」における免疫細胞の訓練システムに光が当てられています。(2)

3　免疫細胞のはたらき――人体の防護機能

白血球のはたらきや役割は多々ありますが、何と言っても第一に挙げられるのは《人体の防護機能》でしょう。

異物（病原体）が体内に侵入すると、異物を食べて処理する「自然免疫系」が活躍しますが、その主役がマクロファージや好中球、それに肥満（マスト）細胞や樹状細胞です。単球は血管の外に出るとマクロファージに変身して活躍します。これらの細胞は血管から遊出して組織の中に入り、敵のいる目的の場所までたどりついて敵を攻撃します。

しかし、「自然免疫系」の細胞だけでは異物を処理できないときには、樹状細胞が主役となって「抗原提示」（敵の正体を明らかにする）を行ないます。樹状細胞は抗原を取り込んでリンパ節に移動し、リンパ系細胞のヘルパーT細胞に情報を提示します。「獲得免疫系」のリンパ球には「T細胞」「B細胞」「NK細胞（ナチュラルキラー細胞）」が存在します。

(2)　NHKスペシャル「人体・神秘の巨大ネットワーク・3」東京書籍、2018年、36～37頁抗原提示を受けたヘルパーT細胞は増殖し、同時にエフェクターT細胞であるキラーT細胞に攻撃を指令します。するとすでに存在するマクロファージと共に敵を攻撃し撃退します。

しかしこの段階で闘いが終了しないと判断された場合、T細胞はB細胞に指令を出して、抗原に一致する「抗体」を作るように指示します。それを受けたB細胞は抗体を産生し、抗体は抗原を取り囲んで無力化させます。抗原には無数の種類が存在しますが、これもまた不思議なことに、人体内にどんな抗原がきても必ず必要な抗体を作り出す能力がB細胞には備わっているようです。計算上は1兆種類の抗体を作ることが可能なようです。(3) 抗原が撲滅された段階で、再びT細胞（サプレッサーT細胞）が、これ以上抗体を作り過ぎないように抑制のサインを出します。こうして抗原が消滅すると、一部のB細胞は抗原を記憶しておき、それが体内に残ります。これによって「免疫がつく」段階に入ります。

みごとなまでのカラダを敵から守るシステムです。

(3) 三村芳和『カラダの知恵―細胞たちのコミュニケーション』中公新書、2017年、124頁

4 「がん」にもはたらく免疫系

がんの発生機序がわかってからかなりの時間が経過しています。それでもがんは、人類にとっての脅威であり続けています。体内でがんという病気が生まれるまでの間には、さまざまな経緯がありますが、がん細胞は元が自己の細胞であるという点、免疫細胞たちの目をごまかしやすい点があります。1つのがん細胞の誕生には壮大なドラマが繰り広げられています。少し長くなりますが引用してみます。

正常細胞は長い過程を経て、病気を引き起こすがん細胞になる。その過程では、変異したＤＮＡを修正したり、異常な細胞をアポトーシスによって排除したりする細胞自身がもつ安全装置をかいくぐって、複数の独立したＤＮＡ変異が蓄積していく。がん細胞は、正常細胞における内部機構が破綻あるいは再編成されるという点において、ウィルス感染細胞と似ており、実際に、いくつかのがんはウィルス感染によって引き起こされる。免疫系は、ウィルス感染細胞の排除に用いるのと同じ細胞や分子を用いて、がん細胞を検出し制御してこれを排除できる。そのため、新しく発生した腫瘍は多くの場合、発見される前に免疫系によって排除される。免疫系に打ち勝って恐ろしい病気になるのは、ほんの一部のがんだけである。(4)

このように、免疫系の細胞たちのはたらきによって、多くのがん細胞は知らぬ間に駆逐《くちく》されているという事実を学びましょう。これも細胞レベルにおける回復のシステムの現われです。

ナイチンゲールが言う「それは何週間も何カ月も、ときには何年も以前から気づかれずに始まっていて、このように進んできた以前からの過程の、そのときどきの結果として現われたのが病気という現象なのである」という表現通りなのです。

がんという病気になってからの対応の仕方については、ここでは触れないでおきます。

(4) Peter Parham著、笹月健彦監訳「エッセンシャル免疫学」メディカル・サイエンス・インターナショナル、2016年、499頁

5　精神免疫学と看護

免疫系といえどもそれは独立したシステムではありません。人体のすべての細胞や臓器、さらには体内に棲《す》む微生物と、メッセージ物質をとおして連絡を取りあい、体内外の情報を共有しています。

ここでは《脳と免疫系》というテーマに焦点をしぼってみていきます。

脳と免疫系が、メッセージ物質をとおして相互に情報をやり取りしていることは明白で、今ではこの世界は「精神免疫学」と名づけられています。

精神免疫学は、私たちの免疫機能がこころの影響を少なからず受けていることを明らかにした。（中略）また逆に、脳の機能が免疫系の影響を受けつつ営まれていることもわかってきた。脳には、視覚、聴覚、嗅覚、触覚、味覚に対応する感覚器を介して、生体の内部環境や外界を知覚し、認知し、記憶し、そして行動する機能が備わっている。ただひとつ脳が感覚受容できない存在、それは病原微生物の侵入や腫瘍細胞の増殖である。そこで、こうした抗原に対しては、免疫系が装備

されており、発見し、記憶し、そして反応する。その情報は、免疫細胞がつくりだす情報伝達物質によって脳に伝えられる。(5)

脳と免疫系との関係は、今日では【図4】が示す関連図で説明ができます。私がナイチンゲール看護論を書き始めた25年前には、免疫系と自律神経系をつなぐ矢印には「?」マークが付けられていましたが、今では完全に開通し、免疫系と自律神経系との間にはきちんとした相互連関があることがわかってきています。

この連関図が示すことを考えてみましょう。

五感から入った刺激は、脳の視床下部・下垂体をとおって自律神経系と内分泌系に作用し、同時に免疫系にも情報が伝わることを意味しています。ですからここが肝心なところですが、脳に外からの快なる刺激や逆に不快な負のストレスが加わったばあい、それらはすべて直接的に免疫系の細胞世界を動かしていくということなのです。

つまり脳が感知したあらゆる刺激は、交感神経や副交感神経をとおして放出される《神経伝達物質》によって免疫系に伝えられ、さらには内分泌系から分泌される《ホルモン》も、一瞬にして免疫系細胞たちを動かしていくと

(5) 神庭重信「こころと体の対話―精神免疫学の世界」文春新書、1999年、11頁

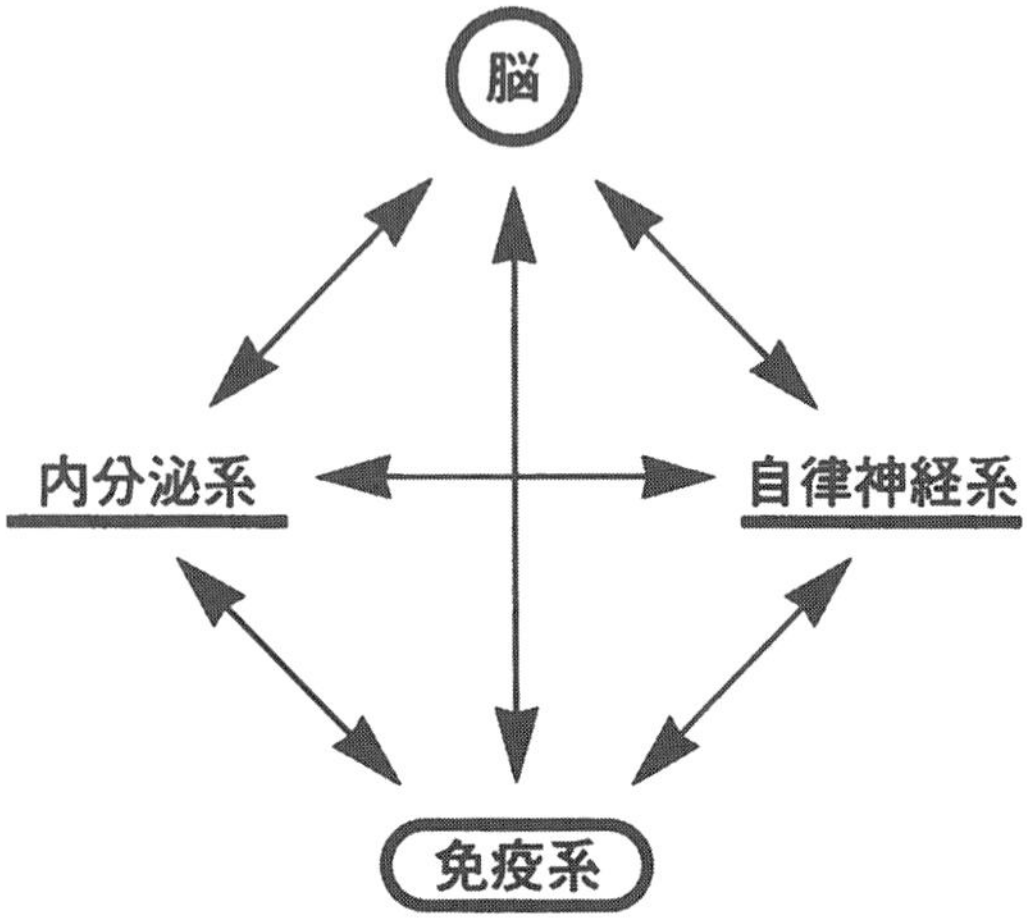

【図４】脳・内分泌・免疫連関の概念図

（出典：神庭重信「こころと体の対話 ―― 精神免疫学の世界」文春新書，1999年，45頁）

読み取れます。免疫細胞は刺激に応じて《サイトカイン》を放出して、多細胞との連携をはかります。したたかに動く細胞社会がみえてきますね。

ですから、脳が強い喪失感情や悲哀・怒り・憤りなどの情動ストレスを認知したばあい、免疫細胞系はバランスを崩し、それが免疫力の低下となって何らかの症状をつくってしまいます。こころが身体に及ぼす影響と考えられます。

逆も言えます。良い刺激、快なる刺激、穏やかな気分や幸福感などは、免疫細胞の世界を安定させ、どんな抗原にも立ち向かう生命力を発揮させます。さらに、免疫力が充実すれば、身体内部のバランスが保たれ、症状緩和にも、また疾病予防にも役立ちます。

ここから「免疫力と看護」というテーマが生まれます。(6)

ナイチンゲールが言う「生命力の消耗を最小にする援助」は、日常的な身の回りの世話をていねいに行なうこと、あるいは快なる刺激をふんだんに提供する援助につながりますが、それはまさに《免疫力》をアップしたり、免疫機構の過剰なはたらきを抑えたりして、回復過程を促進する援助そのものになるということが、ここからみえてきます。

免疫力のはたらきを考えていくと、その延長線上に看護のあり方をイメー

(6) 講演録「免疫力と看護―『看護覚え書』を読み解く」ナイチンゲール看護研究所、2018年

ジできるという、面白い時代になりました。

6　脳機能の回復を助ける免疫細胞

最近、脳と免疫というテーマについて、別の角度から研究した著作に出あいました。それは、脳機能そのものを健康的に保持するには、免疫細胞の存在が必要であるという研究です[7]。

これは「神経免疫学」と呼ばれている世界です。

脳は特殊な器官で、脳に流れ込む血液の成分を選別する「血液脳関門」という仕組みを作り、脳細胞のはたらきにとって害となるもの（例えば、たんぱく質の大部分や大きな分子や細胞など）を通過させない仕組みを作っています。治療薬も有害物質として排除されてしまいます。一方で酸素や必要な栄養素、アルコールなどは通過します。

ですから、通過できるアルコールの飲みすぎは、血液脳関門のはたらきを阻害し、ニューロンの機能にも悪影響をおよぼしますから、それによる中枢神経系の病気を生み出すことは、よく知られた事実です。

また、中枢神経系が病気やけがなどで損なわれたばあい、通常では血液脳

（7）ミハル・シュワルツ＆アナット・ロンドン著、松井信彦訳「神経免疫学革命」早川書房、2018年

関門をくぐれない種類の免疫細胞が神経組織に流れ込み、そこで炎上して炎症症状を悪化させるといいます。

このように、血液脳関門は神経組織の安定的な環境をつくるうえにおいて、とても大切な役割を担っているのです。

さてここからが画期的な指摘です。

脳とその環境にとっての接点が、血液脳関門以外にもあるという報告がそれです。そこでは免疫細胞と脳組織が交流しています。それは「脈絡叢《みゃくらくそう》」という場所にあります。(8)

脈絡叢では脳脊髄液が作られています。この「脳の保護液たる脳脊髄液と血管とのあいだにある独特な関門が、脳と免疫系との生涯にわたる会話の場として機能している」(9)ことがわかってきたのです。

免疫細胞は、脳の組織に入ることなく、ここから遠隔操作によって脳とコミュニケーションをとり、必要時には必要な免疫細胞を選んで脳に送り込み、脳の機能を回復させるようにはたらいているようです。

これは免疫系のはたらきの新たな発見です。脳のメンテナンスや補修における免疫系の役割があるということは、免疫系が脳の修復を行ない、もしもバランスが失われた時には、その回復を担っているということです。これは

(8) ミハル・シュワルツ＆アナット・ロンドン著、松井信彦訳「神経免疫学革命」早川書房、2018年、215頁

(9) 同右書、216頁

神経変性疾患（認知症やＡＬＳなど）や「うつ」の改善・治療にとって大きな希望となるでしょう。

そしてここにも、看護のはたらきが見えてくるのです。つまり、免疫力をアップする生活を創り出していくことです。脳機能のアンバランスからくる症状は、免疫力に絡《から》んでいるというのですから、生活のあり方をとおして、体内の免疫細胞たちに力を貸していけばよいのです。

7　腸内細菌と免疫力

最後に、腸内細菌のはたらきについてふれ、それと免疫細胞社会との関連についてみておきましょう。

腸とは、そもそも何でしょう？　腸は生命体誕生のもっとも初期にできた器官です。口から肛門までは一本の管でつながっており、脳がない生物のばあい、腸が脳の役割を果たしています。つまり腸は脳と同じ伝達物質をもち、内外の状況を独自に判断しています。また腸には外界からの栄養物が流入しますから、そこには多くの免疫細胞が住んでいるわけです。そして腸内における免疫細胞の数やその健康に、大きく関与しているのが腸内細菌です。

腸内細菌は「腸管内だけで100兆個存在し、海のサンゴ礁のように生態系をつくっている。およそ4千種の微生物がそれぞれの小さなニッチを開拓し、長さ1・5メートルの大腸表面をおおう襞《ひだ》に隠れるようにして暮らしている」[10]のです。

近年、微生物のDNAも特定できるようになり、その技術を使って数えれば、人体に棲《す》む微生物の遺伝子の総量は、なんと440万個にもなるそうです。ヒトの遺伝子の総量はわずか2万1千個であると判明していますから、私たちの体内では自らの遺伝子と微生物がもつ遺伝子とが協調してはたらき、実に個性的な世界を作り上げていることもわかってきています[11]。人体の細胞と微生物も、互いにメッセージ物質をやり取りしてコミュニケーションをはかっているのです。

また腸内細菌叢《そう》は、その個体が食べたものに影響されてその組成比を変化させますから、細菌の分布や量などは一人ひとり異なる状況が作られています。腸内細菌叢が豊かで、食物の消化やエネルギー変換がうまく行なわれていることが、個体の健康維持にとって必須の条件となります。

ところで「私たちの免疫力のおよそ70パーセントは腸内細菌が握っている」[12]と言われています。腸内細菌は、免疫細胞を見守り、育て、協力して、

(10) アランナ・コリン著、矢野真千子訳「あなたの体は9割が細菌—微生物の生態系が崩れはじめた」河出書房新社、2016年、11頁

(11) 同右書、17〜18頁

(12) 藤田紘一郎「こころの免疫学」新潮選書、2011年、47頁

共生の世界を築きあげてきているのです。

　したがって、腸内細菌叢を形成している微生物の種類や量やその分布が変化すれば、たちどころに免疫の世界に悪影響が出ます。免疫細胞が暴走しないように、また成熟した免疫細胞を育て、免疫力を高めるためには、腸内に腸内細菌が住みやすい環境を作ることがとても大切なのです。

　さらに「こころの病」に苦しんでいる人たちは、一般的に免疫力が低下していることが多いのですが、幸《しあわ》せ物質といわれている「ドーパミン」や「セロトニン」などの神経伝達物質の生成にも、この腸内細菌がからんでいます。[*2] 腸内細菌が健康的に生きられる環境を作ることで、こころの病も軽減できるはずなのです。

*2
幸せ物質のドーパミンやセロトニンは、体内で独自に合成できません。それらは蛋白質→アミノ酸を経て、ビタミンB群やビタミンM（葉酸）の力をかりてつくられます。このビタミン類の産生に腸内細菌が大きくかかわっています。

　ここからは生活を創る看護の世界です。

　腸内細菌を健康に、元気にするためには、いくつかのルールがあります。まずは《食事》です。腸内細菌のエサになるものを腸に送り込む必要があるのです。それにはまず、穀類、豆類、食物繊維が多く含まれている野菜を多く摂ることです。さらにヨーグルトなどの乳酸発酵食品や味噌・醤油・納豆などの発酵食品を摂ることも大切です。

さらに腸内細菌叢を痛めつけないことも視野に入れましょう。人類の過去を振り返れば、この70年ほどの間に、ヒトは人体における微生物界の秩序を破壊し続けてきました。

清潔を重んじるために、身近な物だけでなく、体中を除菌し、人工の添加物入りの食品を溢《あふ》れるほどに摂り、抗生物質を山のように使用してきています。これでは体内の微生物世界は崩壊し、健康でいられるはずはありません。私たちは微生物が暮らす体内環境を木っ端微塵《こっぱみじん》に破壊してしまったのです。その結果、二十世紀半ばまでにはこれほど発生しなかった各種の疾患（自己免疫疾患やうつ病など）に悩まされるようになりました。

免疫細胞が育ち、力を発揮できるよう、腸内に生きる細菌たちの世界を豊かに育みましょう。そして腸内細菌にとって健康的な環境を作る努力をしましょう。

毎日の生活のなかで、腸内細菌を増やし、免疫力をアップするための工夫をすれば、多くの病から逃れ、また体内の免疫システム＝治癒システムの発動をうながして、回復過程を促進させることができると思います。

人体の健康にとって《免疫の世界》を健全に維持すること、そのためには腸内細菌の力を借りることを考えることが早道のような気がします。

第三講と第四講において、体内ではたらく《回復過程》の生きた姿をみてきました。人体は素晴らしい世界を作っています。この世界と、私たちは日々、直接やり取りをしているのです。看護のあり方は、私たちがいかに正確に《人体ではたらく回復のシステム》をとらえ、その力が発動するように、いかに生活を整えていくかにかかっています。

この先、生命科学はますます未知の世界を解き明かしてくれるでしょう。そのつど、私たちは新たな知見を看護の知見として取り入れ、看護学の向上を目指して、たゆまぬ研鑽をしていかなければなりません。

第五講　「看護であるもの」を実現する

――5つのものさしの活用

第五講　「看護であるもの」を実現する
――５つのものさしの活用

１　回復過程（自然治癒力の発動）を支える看護

ナイチンゲールは「序章」で、《看護であるもの》を実現するためには、次の３点がだいじであることを教えています。

①　自然治癒力の発動を助けること（回復過程を妨げないこと）
②　生命力の消耗を最小にすること
③　生活過程を最良の状態に整えること[*1]

では、こうした思考を具体的に実践に移すにはどうしたらよいのでしょう？

前講では、体内ではたらく回復過程の姿（自然治癒力の発動の姿）とはど

＊１　ここから「看護の定義」がみちびき出されます。
「看護とは、体内に宿る自然治癒力が発動しやすいように、生命力の消耗を最小にしながら、生活過程を最良の状態に整えることである」。

ういうものかについて、詳細に述べてきましたので、理解が進んだと思います。それは《いのちのしくみ》を概観することにもつながったはずです。看護であるものを創り出すには、この《いのちのしくみ》を前提として進めていきます。

さて、看護のはたらきを具体的に考えるに際して、ここで、あらためて学んでおかなければならない事柄があります。それは人間という生命体と人間の暮らし（生活過程）との関係性についてです。

そのためにまず個体レベルの代謝と個体内部の細胞レベルの代謝というテーマを考えてみましょう。[＊2]

生命体（個体）にとって「外部環境」とは、生命体を外界から守る皮膚の外側にあって、生命体を取り巻くすべての事象を指します。

また生命体にとっての「内部環境」とは、生命体の内側にあって、生命体を構成している約37兆個の細胞社会全体のことです。

＊2
生命体は【摂取→自己化→排出】という「代謝」を行なうことによって生命を維持しています。「個体レベルの代謝」と「細胞レベルの代謝」が、常に健康的に行なわれるのを助けるのが看護です。

生命体は外界から必要な物質を摂取し、自己化することによって自らの身体を不断につくりかえ、さらに自らの活動を行ない、その結果不要となった物質を外界へ排出しているのであり、これが〝代謝〟と

呼ばれる全過程であり、生きていることの構造なのです。(1)

つまり生命体であるヒトは、生きていくために常時、個体レベルで【摂取→自己化→排出】という一連の代謝過程を営んでいます。さらに体内にはもう一つ、【摂取→自己化→排出】を行なう代謝過程があります。それは細胞レベルで行なわれている代謝です。*3 一つひとつの細胞の周囲は細胞外液で満たされており、細胞外液である間質液と血漿が細胞の外部環境をつくっています。すべての細胞は、この細胞外液との間で【摂取→自己化→排出】という代謝過程を営むことにより、細胞の健康を維持しているのです。

この2つの代謝過程を同時に行なって生きているのが、地球上に住む人間という生物一般のあり方です。ですから、ヒトが健康に生きていくためには、外部環境が、健康に生きていくのに適した状態になっている必要がありますが、同時に内部環境も、細胞たちが生きやすい状態を保っている必要があるのです。

一方で、人間という生命体は、生命体を取り囲む外界（生活のあり方を含む）がどのように変化しても、生命体内部の環境を常に一定に保つように作られています。それを生命の恒常性維持システムといい、私たちはそれを

(1) 薄井坦子・瀬江千史「看護の生理学(1)」現代社、1993年、15頁

*3 「代謝過程」は個体レベルと細胞レベルで行なわれています。

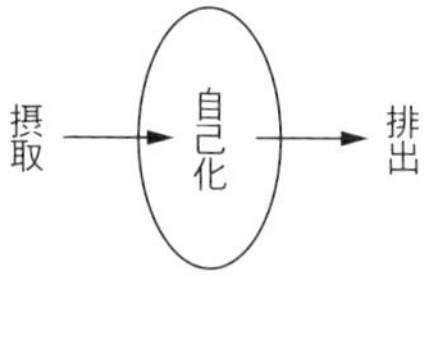

《自然の回復過程》と名づけています。

つまり、人体は、外界がいかに変化しても、また生命体の内部環境自体がいかに乱れても、その変化や乱れに応じて、細胞社会の安定を維持し、内部環境を常に一定の状態に保つように、細胞間で、また臓器間でコミュニケーションをとり合い、身体全体のバランスを安定した状態に保つようにつくられているのです。


さて、看護活動のあり方は、この自然の回復過程（回復のシステム）の発動と大いに関係しています。

回復のシステムは、外部環境と内部環境の乱れに即応してはたらき始めますが、それゆえに、回復のシステムが十分にその力を発揮できるかどうかが重要なポイントになります。人体に宿るさまざまな回復のシステムが即座に、十分にその機能を発揮すれば、生命体の安定は保たれ、症状を作り出すことはありません。逆に生命力が衰《おとろ》えて、回復のシステムの十分なはたらきが得られなければ、生体のバランスは乱れたままで修復できず、結果として病気という現象を生み出すことになります。

ナイチンゲールはずばり、「この回復のシステムを助けるようにはたらきかけることが看護である」と言ったのです。ここまでは本書「第三講」と「第四講」において詳しく述べた内容と重複していますので、理解しやすいと思います。

2 人間社会と生命の維持機構

ここであらためて、人間という生物の特徴を考えてみます。

生命の歴史を概観すれば、どんな生物にでも生体内部の恒常性を維持するシステムが備わっていることがわかります。人間以外の生物は、そもそも生体内部の恒常性を維持できる環境を選んで生息しています。海中に棲《す》む魚たちもジャングルに生きる様々な動物たちも、それぞれの体内環境を安全に維持できるように、外界の環境を選んで進化、繁栄してきています。あるいは外界の環境の変化に適応するように、形態や機能を変化させて生息しています。

しかしサルから進化したヒトは、二足歩行を獲得し、同時に脳を大きく発達させて、他の生物にはみられない認識力を生み出しました。その認識の力をもって、本来はヒトとして住めないような環境でも、果敢にそれに適応できる暮らしを作り出し、地球上のどこにでも住むことができる生物として生きています。さらに時代が進むに従い、これまでに人体が遭遇《そうぐう》したことのない外部環境を創造し、それに適応して生きていこうとしています。

これが《回復過程にはたらきかけて生活過程を健康的に創ること》を使命としている看護にとって、今日、最も難しいテーマとなっているのです。

つまり、現代人は人体内部に宿る生体の恒常性維持システムの力量を超えて、新しい文明社会を創造した結果、体内における【摂取→自己化→排出】という自然の回復機構を安易には保持できず、それゆえに、人体は人類史上見られなかった病気（がんや糖尿病や心臓病、うつ病など）を盛んに作り出してしまいました。便利で快適な暮らしを手に入れ、寿命も延びていますが、現代の主な病気は暮らしの急激な変化がもたらしたものです。[*4]

人間が地球上の一生物である以上、生命の歴史に沿って長い年月をかけて培《つちか》ってきた生命の維持機構自体を、今後さらに発展する人工的な外部環境の変化に対応させることは難しいでしょう。とすれば、意識的に文明社会のあり方や個々の生活のあり方に目を向け、生物本来の生き方に学び、健康的な暮らしのあり方を習得し、体内の回復システムを支える方策を考えることが、重要な課題になると思います。

＊4
例をあげてみましょう。
長い間、人類は食物が豊かに入手できない時代が続いたために、人体は「飢え」に適応するように生命の維持機構（ホルモン）を整えてきています。ゆえに今日の飽食の時代に適応する機能はもっていないのです。結果として、糖尿病が発生しやすくなっています。

こうして今とこれからの看護には、新たな歴史的課題が課せられているのです。

3　生命の維持機構を支える暮らしの原点とは

再び、ナイチンゲール思想にもどって、生物本来の生き方や、健康的な暮らしのあり方について考えてみましょう。

ナイチンゲール思想の根底には、不健康にゆがんだ社会にあって、人間がもっている生命の維持機構が損なわれないように、その力に力を貸し、健康に生きていく社会の実現を目指す志向があるように思います。

そこで、ナイチンゲールの思考にそって、回復過程を支えるための暮らしの原点をみつめてみたいと思います。回復過程を整えるために《生活過程を最良の状態に整える》には、具体的に何を、どうすればよいのでしょうか。その答えは『看護覚え書』の序章の文章の中にありました。

看護とは、新鮮な空気、陽光、暖かさ、清潔さ、静かさなどを適切に整え、これらを活かして用いること、また食事内容を適切に選択し適切に与えること――こういったことのすべてを、患者の生命力の消耗を最小にするように整えることである。（序章・6節）(2)

ここに生活過程の具体的な整え方とその方向軸が示されています。まずは新鮮な空気や陽光、暖かさなどの《空気の質》を整えること、食事内容を適切に選択し与えることをとおして《栄養の質》に留意することです。さらに生活のすべてにわたって「患者の生命力の消耗を最小にするように整えること」が求められています。

きわめてシンプルな暮らしの整え方です。

これは実に当たり前のことなのですが、しかし現代においてはこの簡単なことが忘れられ、顧《かえり》みられず、価値を失い、捨てられてしまっています。

私たちは昼も夜も明るい電灯の光の下、忙しく立ち働き、人間関係のなかでストレスを抱え、食事はレトルト食品で済ませ、睡眠時間を削ってパソコンやスマホを操《あやつ》り、家族の構成単位も限りなく小さくなった家のなかで孤独な暮らしを営んでいます。多くの病気はこうした生活のなかから生まれてくるのです。

ですから、ここでもう一度、暮らしの原点について考えてみることは決し

(2) ナイチンゲール著、湯槇ます・薄井坦子・小玉香津子他訳『看護覚え書』現代社、2011年、15頁

て無駄なことではないと思います。そしてあらためて看護は何をどうすることなのかについて考えてみたいと思います。

ナイチンゲールは、健康の保持にはまずは《きれいな空気》と《必要な栄養素》の確保が必要だと言っています。人体の構造からみて、外部環境から内部環境への入口は口と鼻で、ここから入る酸素と栄養素が人間の体を造り上げています。約37兆個の細胞にとって、酸素と栄養素が生命維持の源です。体内に入った酸素と栄養素は、脈管系の力で全身に送り届けられ、肝臓や腎臓や腸などで適切に処理され、選別されて不要となったものが排出されます。[*5]

人間の健康は、日々繰り返されるこの過程の中で決定されますが、その過程を助けるのが睡眠や運動や排泄行動です。つまり、生活にかかわるすべての要素が、生命の維持機構をはたらかせるためには重要となるのです。

ここに看護の発想を重ねてみます。看護は病気や障害や老化によって、独力では生活過程を健康に営めなくなった人に、最良の条件を創り出して、生命の維持機構が順調に進むのを助ける専門家として存在します。

その時、同時に「こういったことのすべてを、患者の生命力の消耗を最小

＊5
すでに述べたように、この一連の過程を「個体レベルの代謝過程」といいます。

にするように整えること」が求められています。どんなケアを行なうにも、その時々の生命力の消耗を最小にするように配慮しなければならないのです。これがナイチンゲールが私たちに要求したテーマでした。

では《生命力の消耗を最小に》というテーマについて、具体的に考えてみましょう。

体内で発動する回復力（治癒させる力）は、無限大にあるわけではありません。そのつど、そのつど、限られた一定の力で対処しているはずです。

このとき体内では無駄なエネルギー（癒す力）を消費しないで、必要なところにエネルギーを集中させようと調整します。ですから、治癒力が本来の仕事に集中できるようにするために、生活行動動作に使うエネルギーを適切に抑える必要が出てきます。これが生命力の消耗を最小にすることが求められる所以《ゆえん》です。

具体例をあげてみます。

インフルエンザなどの感染症にかかっている患者がいるとします。その人の体内では、免疫細胞たちがフル回転してはたらいています。しかし一方では、いつもなら活発に活動している消化器系や運動器系は、回復のシステムが最大限に機能するのを助けるために、できるだけ自分たちの活動を活性化させないように抑制をきかせています。このとき症状として自覚するのは、呼吸の促進・発熱・関節痛・食欲不振・倦怠感などでしょう。

そのような患者をケアするにあたっては、まずは酸素を十分に取り込めるように換気を良くした部屋に休ませ、消化の良いものを選び、食べられる時間を観察します。そしてできる限り動き回らないように安静を保たせ、痛みや発熱へのケアを怠りません。つまりここには《生命力の消耗を最小にするケア》があるのです。話しかける声や周囲の音に留意し、ちょっとした気分転換ができるような工夫をし、よく眠れるようにベッドを整え、解熱と同時に汗が出たら、シーツや寝巻きを取り替え、身体を拭いて水分を補い、身体が冷えないように暖かくし、体内の回復のシステムの発動を助けます。

逆の生活を考えてみてください。騒がしい部屋、換気の悪い部屋で休み、食事には気を遣《つか》わず、普段どおりの仕事をしているとしたら、免疫力は総力を結集して治癒過程を導くことができず、加えて循環器系も消化器系も、すべての臓器が必死になって日常生活を支援するように活動してしまい、体内の回復のシステム全体が適切にはたらかず、状態は改善されることはありません。むしろさらに悪化してしまうでしょう。

《生命力の消耗を最小にする看護のあり方》と《回復のシステムがはたらくよう、生活過程を最良の状態に整える看護》は、完全につながっていますし、表裏一体の概念です。つまり《生命力の消耗を最小にする看護のあり方》は《生活過程を最良の状態に整える看護》であり、《生活過程を最良の状態に整える看護》はすなわち《生命力の消耗を最小にする看護のあり方》なのです。具体的な生活の作り方については、次の講で詳しく述べますから参照してください。

ナイチンゲールは『看護覚え書』の第一章から第十三章を通して、《回復過程を妨げない看護》《生命力の消耗を最小にする看護》さらには《生活過程を最良の状態に整える看護》を、具体的な実践の姿を描くことで指し示しています。

ところで、病気を癒すケアにおいて、医師と看護師のはたらきの違いはどこにあるのでしょう。[*6]

看護は、医師たちのように、治療という手段を使って、回復のシステムそのものに直接はたらきかけることはありません。

看護は、外部環境に着目して、その人の生活を取り巻くあらゆる条件を、

＊6
「医師」と「看護師」の専門性の違いや各々の役割については、第二講・50〜56頁を参照してください。

健康に適した状態に整えることで、体内ですこしでも回復のシステムが発動しやすい状態をつくるように努力するのです。

その意味で、看護と医学は目指すところは同じであっても、はたらきかけ方が大きく異なる職業です。この点、両者は目的を同じくする協働者と言えるでしょう。

4 《5つのものさし》を活用し、《看護であるもの》を実践する

私はかつて、《ナイチンゲール看護思想》を読み解く途上にあって、彼女がサブタイトルに掲げた《看護であるものとないもの》という発想に大きな関心を寄せました。

同時に《看護であるものとないもの》を見分けるためには、それを判定する基準がなければならないとも思いました。つまり、なされた看護が真の意味で看護になっているかどうか、またなされた看護が真の意味で看護になっていないかどうかは、それを判断するための基準に照らし合わせてみなければならないと思ったのです。しかもその判断基準は、看護師なら誰でも納得

のいくものでなければなりません。その時、《判断基準》に匹敵する《ものさし》を作ろうと決意したのです。

幸いなことに、『看護覚え書』やその他に書かれたナイチンゲールの書物を読むと、その答えがはっきりと文中に存在することがわかってきました。ナイチンゲール思想を取り込んで作成したのが、次に示す《5つの看護のものさし》です。

《5つの看護のものさし》

① 生命の維持過程（回復過程）を促進する援助
② 生命体に害となる条件・状況をつくらない援助
③ 生命力の消耗を最小にする援助
④ 生命力の幅を広げる援助
⑤ もてる力、健康な力を活用し、高める援助

当時、ものさしの基盤となる発想は《病気のとらえ方》と《看護のとらえ方》のなかにあることは確実だと思いましたが、それだけでは問題点やマイナス面に目が行きやすく、看護の方向性に膨らみと温かみが欠如するように

感じました。そこでナイチンゲールが『看護覚え書』以外の文献で述べている《健康のとらえ方》の視点を盛り込むことにしました。

ナイチンゲールの健康の定義は、以下の文章のなかに見てとることができます。

「健康とは、良い状態をさすだけでなく、われわれが持てる力を充分に活用できている状態をさす[3]」。

この健康の定義を見たとき、もてる力の活用という視点こそ、看護活動には不可欠な要素ではないかと確信しました。そこで、この視点をも盛り込んだ内容で5つのものさしを考案したのです。

《5つのものさし》の初出は、1991年でしたから、すでに30年近い歳月が経過しています。この間、多くの臨床・在宅ケアで活用されていますが、内容を変えることなく今日に至っています。

一番目のものさしは、これまで本稿で述べてきた、その時々に体内にはたらく回復過程（回復のシステム）と関連があります。私たちは患者の体内で日々営まれている《生命の維持機構》が、安定している状態を目指して実践を行なっています。そのために外部環境である生活過程を最適につくること

（3）ナイチンゲール著「病人の看護と健康を守る看護」（湯槇ます監修、薄井坦子・小玉香津子他訳「ナイチンゲール著作集・第2巻」現代社、1974年、128頁）

を念頭において仕事をしています。それが看護の第一義的な使命です。したがって、《いのちのしくみ》に沿った看護が展開されているかどうかを点検するために使うものさしを、第一番目に据えました。

二番目と三番目のものさしは、患者の周囲にある《マイナス現象》に焦点を定めています。今、患者を消耗させているものが、患者の周囲に存在しないか？　看護師は患者の生命力の消耗を最小にするようにはたらきかけているか？　と考えながら、患者とその環境を観察し、適切な看護につなげていきます。

四番目と五番目のものさしは、《プラスの現象》を発見するときに使います。これは患者の良いところ、残された機能、健康な力を発見していく眼です。また《快なる状態を創り出す》ための目線でもあります。

特に五番目のものさしは、これまで《自然治癒力の発動を促す》ことが、看護本来の役割であると学んできた私たちにとって、たいへん活用しやすい、重要な《ものさし》となっています。もてる力を発見し、その力を活用して看護実践をしていく過程では、①免疫細胞を活性化させ、②細胞の再生を促し、③体内の恒常性の安定を視野に入れ、④副交感神経を優位にして心を穏やかにし、全体として一番目のものさしである《回復過程を促進する援助》へとつなげていくことを目指します。

5　ものさしを使った実践例

《5つの看護のものさし》は、あらゆる看護現象（介護現象）に適用できます。例えば、病院の看護実践において、介護施設のケア実践において、また地域在宅部門における看護や介護実践においても、ケアが行なわれているところならどこでも、場所や職種を問わずに活用可能です。

またどの年齢層の方にでも（例えば、乳幼児でも、成人でも、高齢者でも）活用することができます。さらには、どのような健康障害にある方にでも（例えば、急性期でも、回復期でも、終末期でも、またどんな疾患にでも）適用可能な《ものさし》なのです。

《ものさし》が指し示す内容と、その意味をしっかりとふまえて活用してみてください。

この項では、具体的な《ものさし活用事例》をご紹介しましょう。

実は、《患者の問題点を探す》事に慣れてしまっている看護の世界では、発案当時は、ものさしの発想はなかなかなじみませんでしたが、この四半世紀の間に、五番目のものさしが最も頻繁に活用されてきており、この視点を使って患者の状態を好転させた事例や、職場を活性化させた事例は数多く報告されています。(4)

ナイチンゲールKOMIケア学会（第七回）の学術集会で、患者の《もてる力》に着目して実習の成果を挙げた看護学生の実習報告がなされたことがありました。(5)

とても記憶に残る発表でしたので、ご紹介しましょう。

当時、岐阜大学医学部看護学科の学生だった山口英里さんは、老年看護学実習においてA氏を2週間にわたって受け持ち、看護計画を立てて実習しました。*7 A氏は70代の男性患者で、要介護4、日常生活自立度はC1でした。パーキンソン病のために不随意運動が認められ、薬物内服コントロール中でしたが、認知症様の症状は認められませんでした。A氏は一日中ベッド上で過ごしており、日常生活は全介助または一部介助でした。過去に点滴の自己抜去歴があり、両手にミトンを装着しておりました。

学生の山口さんは、授業で学習した患者の《もてる力》に着目し、《もて

(4) 魚崎須美・石川恵子・金井一薫「KOMI理論の有効性の検証・第一報―21年間の全学術集会集録の分析から見えた活用実態」ナイチンゲールKOMIケア学会・第九回学術集会集録、2018年、21～24頁

(5) 山口英里・松波美紀「高齢患者の〝持てる力〟に着目した実習事例の検討」ナイチンゲールKOMIケア学会・第七回学術集会集録、2016年、16～18頁

*7 山口英里さんには、実名で事例を紹介する旨を伝え、快諾を得ています。

る力を引き出すケアを積極的に行なう》ことを実習目標に掲げ、《もてる力の活用とその効果》を明らかにしたいと臨みました。

実習当初、カルテや医療従事者からの情報によって見出した《もてる力》は、合計26個でしたが、その後実習中のかかわりをとおして発見したA氏の《もてる力》は、なんと374個にも達しました。この数字は実習後に整理したものです。

《もてる力》をカテゴリー化したばあいに5領域に分類できたのですが、1つの《もてる力》が、複数のカテゴリーに属していたり、同じ《もてる力》であっても、日付や場面が変わるごとに1個と数えますから、A氏に374個の異なる《もてる力》があったわけではないのですが、それでも毎日の実習でA氏とかかわるごとに、多くの《もてる力》を見出していった様子が見て取れます。

看護学生が実習に来る度に、自分の良いところを見つけて励ましてくれ、その力を支え、援助の方法を考えてくれるのですから、A氏の状態が改善しないはずはありません。一人で食べられるようになり、自分でできる動作は積極的にするようになっていきました。そしてA氏は本来の生活習慣をベッド上にあって取り戻していったのです。

さて、実践の過程で《もてる力》について判断しようとしても、《これがもてる力》であると分かるように発現していることは稀《まれ》です。《もてる力》は、看護者が患者の言動を観察するなかで、自らの視点を《もてる力探し》に切り替えて、見出していくものなのです。

もてる力とは、右の指がまだ動くとか、起き上がることができるとか、《残された身体機能》のことだけを指しているのではありません。たとえば、《徘徊で動き回る危険な患者》という判断は、視点を変えれば《脚力が十分にある患者》となりますし、《大声で叫ぶ患者》は《要求を声に出せる患者》となります。この後者の患者の姿に看護師は関心を寄せて、その《もてる力》に力を貸していく看護を考えていくのです。すると問題の患者だった人が穏やかになり、自分を取り戻していく姿を見ることができるようになります。

学生の山口さんは、素晴らしい実習をしましたね。わずか2週間の実習の間に、観察の眼をはたらかせてA氏のこまごまとした小さな《もてる力》を数多く発見し、そのことでA氏の生活を穏やかなものに創り替えていったのです。

これは《生活過程を最良の状態に整える看護》であり、同時に《生命力の消耗を最小にする看護》《生命力の幅を広げる看護》でした。まさに《看護になった事例》《看護であるものを展開した事例》と言えるでしょう。

《5つの看護のものさし》は、このような使い方がもっともポピュラー（標準的）です。

皆さまも明日から、どんどんとものさしを使って、今まで見えなかった患者や利用者の姿を発見してみてください。

第六講　「第一章」からの《各論》を現代の視点で読み解く

第六講　「第一章」からの《各論》を現代の視点で読み解く

　ここからは、『看護覚え書』の第一章から第十三章までの読み取りに入っていきます。本講では、『看護覚え書』の各章（各論）において、ナイチンゲールの時代には明確になっていなかった事実や、現代の看護実践に有効な最新の知識などを織り交ぜて解説していきます。

　第一章から第十三章までを読むにあたっては、《看護の目的》を頭に入れて、その頭で読み解いていくことです。そうすれば、ナイチンゲールが言いたかったことが、よりよく理解できると思います。

　看護の目的は、前講において《5つのものさし》として提示しておきましたから、ものさしを頭の中に入れて、読んでいきましょう。

《5つの看護のものさし》

①　生命の維持過程（回復過程）を促進する援助

② 生命体に害となる条件・状況をつくらない援助
③ 生命力の消耗を最小にする援助
④ 生命力の幅を広げる援助
⑤ もてる力、健康な力を活用し、高める援助

さらにもう一点、『看護覚え書』の各論を読むにあたって注意すべきことがあります。それは『看護覚え書』という書物が、患者とはどういう存在なのかについて説かれた《患者論》になっているという点です。つまり本書は、《患者とは何か》をふまえて、患者や病人に対して、《看護はどうあるべきか》あるいは《看護師はどう振る舞えばよいのか》という点を明らかにしているということです。ですから本書では、健康人の看護や疾病予防というテーマには、深く踏み込みません。

私の解説はそれをふまえた上で、現代における課題を提起しています。また必要に応じて生理学的観点を加えたりして、ナイチンゲールの指摘の枠を超えて書き進めていきます。ゆえに、これから私が述べることは《現代の視点からみたナイチンゲールの各論の世界》という性質が濃くなっています。

1　第一章「換気と保温」
――《空気の質》に気を遣《つか》うこと

良い看護が行なわれているかどうかを判定するための基準としてまず第一にあげられること（中略）、それは《患者が呼吸する空気を、患者の身体《からだ》を冷《ひ》やすことなく、屋外の空気と同じ清浄《せいじょう》さにたもつこと》なのである。（1節）

この指摘こそ、ナイチンゲールが『看護覚え書』のなかで一貫して強調したテーマです。

当時は《感染症の時代》であり、国中の環境は劣悪でした。[*1] そこで感染を防ぐにはどうしたらよいかと考えたナイチンゲールの、第一番目の指摘が呼吸する空気を清浄に保つことだったのです。つまり人々に新鮮な空気の大切さについて、また新鮮な空気を室内に取り込むにはどうしたらよいかについて考えてほしかったのです。

さらに加えて、その空気が患者の身体を冷やすことのないように、室温や

＊1　この当時、病原菌はまだ発見されておらず、感染対策は清潔の保持しかありませんでした。1854年のロンドンにおけるコレラの大流行、そして産褥熱による褥婦の死亡率の高さなどに心を砕いたナイチンゲールは、感染対策として清潔の保持を徹底するように指導しました。

患者の身の回りを、適切な暖かさに保つ必要性についても指摘しています。空気の質に配慮することは、回復過程を促進させ、体内の回復システムの発動を助けるだいじなテーマなのです。

ところで、病人にとってとりわけ新鮮な空気が必要な理由は何でしょうか？　それには2つの理由が考えられます。

第一は、もちろん健康な人間にも新鮮な空気は必要ですが、病人はその病気からの快復のために、より多くの酸素を必要としているからです。そのためには同時に、呼気の中に排出された不要物が、速やかに屋外に出されて、室内の空気が常時新鮮であるよう配慮されなければなりません。

病人の身体は、細胞の作り替えや体内からの不要物の排泄のために、すなわち代謝過程を効率よく進めるために、多量の酸素[*2]を使っています。呼吸が促進され、脈拍が速く、体温が上がっているようなときの病人の状態を考えてみてください。それはまさに多量の酸素が消費されている状態だとイメージできるのではないでしょうか？　そういう状態のときに、室内の空気が澱《よど》んでいれば、体内の回復過程は上手に促進されないでしょう。

第二は、たいていの病人は、自分が呼吸する空気を自分で選んだり管理したりすることができない、ということです。

＊2
地球上において、乾燥空気中の酸素の濃度は、およそ21パーセントです。地球誕生の初期には、酸素は存在しませんでしたが、植物の光合成によって徐々に増えて今日に至っています。

健康人は、室内の空気が汚れていると感じたら（例えば、満員電車のなかや、換気の悪い劇場や喫茶店など）、ちょっと窓を開けたり閉めたり、外気を吸いに屋外に出たりと、新鮮な空気を求めて気軽に自由に行動できますが、ベッドに病臥《びょうが》している病人にとっては、そのような行動はできるはずがありません。もしも病室内や病棟内の空気が汚れていれば、病人は汚れた空気を吸うしか手段がないのです。汚れた室内にあっては、回復過程は上手く進行しません。したがって、空気の管理は看護師の大きな、そして重要な仕事となるのです。病人にとって空気は自然に得られるものではなく、生活を管理する看護師によって《与えられるもの》なのです。

このように、良い看護が行なわれているかどうかを判定するには、患者が呼吸する空気が新鮮に保たれるよう工夫されているかどうかを点検していくことで可能です。

ナイチンゲールは第一章全体をとおして、窓を開けて換気すること、窓は三層にして、上部が開けられるように構造を工夫すること、廊下から汚れた空気が入ることのないよう、パビリオン式の構造がベストであるなど、病棟構造のあり方に至るまで、細かな助言をしています。(註1)

さらにこの章では、保温の問題にも触れています。人間は体内を常に適温

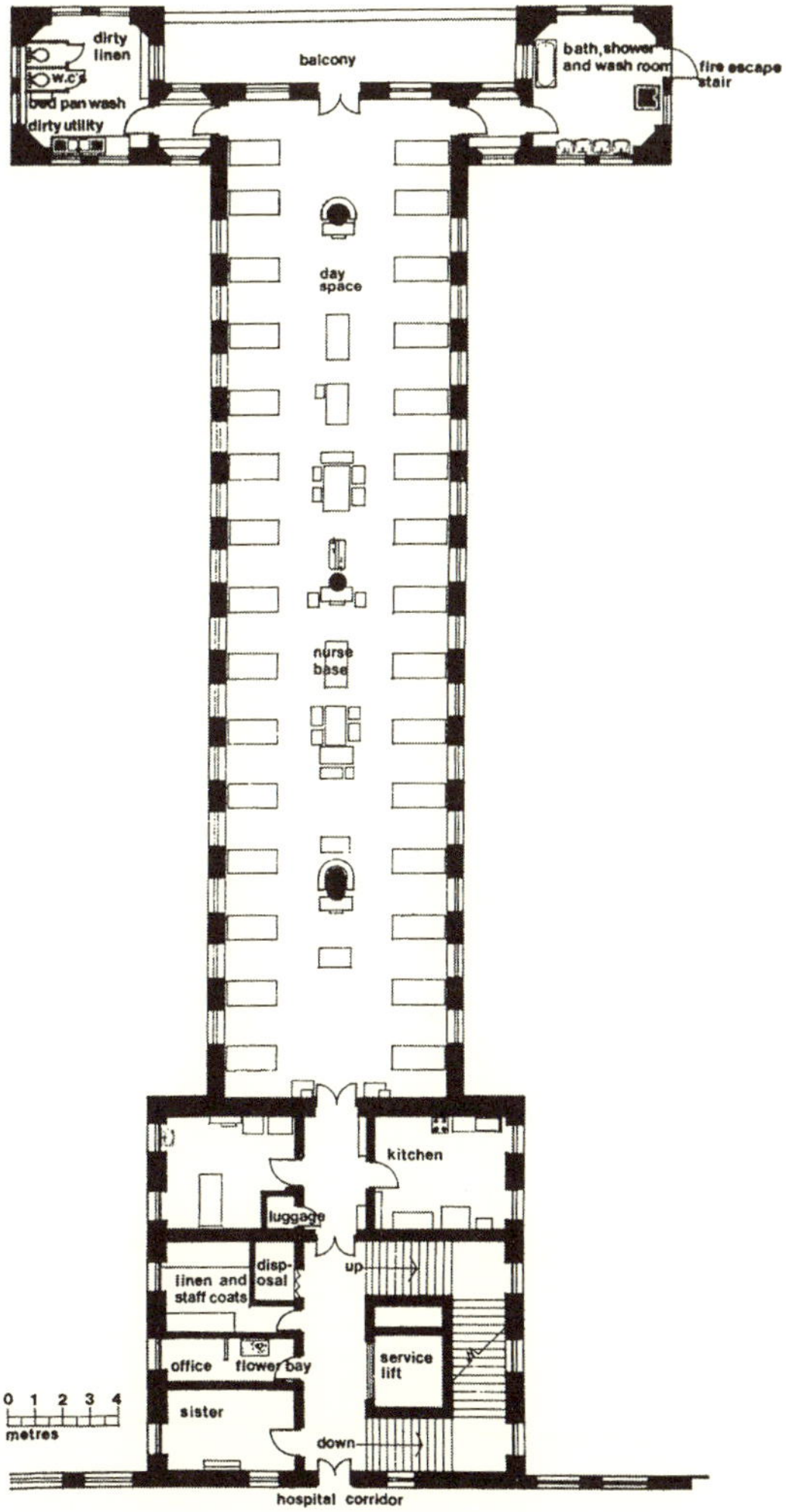

【図 5】ナイチンゲール病棟の設計図

（出典：「綜合看護」第 14 巻 第 4 号，現代社，1979 年，49 頁）

に保って生きている動物ですが、病気や衰弱や障害などを抱えた病人にあっては、細胞内で作り出す体熱の産生能力は落ち、体温を保持することが難しくなります。その時には外から保温というかたちで熱を補わないと、たちまち生命は死へと向かっていってしまいます。寒さや冷えも、回復過程を妨げ、生命力を消耗させる源です。

【註1】ナイチンゲールは病人の回復過程を支援するための《理想的な病棟構造》として、パビリオン式の《ナイチンゲール病棟》を設計しました。現代でいう《急性期病棟構造》ですが、間仕切りなしのワンフロアで、部屋の両側にそれぞれ15ベッドがおかれ、1つのベッドに1つの窓（三層の窓）が設置されていました。看護師による部屋の空気と温度などの管理が容易にできる一方で、明るくて過ごしやすいと患者たちからの評判も上々でした。

2　第二章「住居の健康」
――人間の住居は《溜《た》め込みの装置》

人間は、他の動物と違い、唯一、住居という構造物を造って、そのなかで生を営んでいる生物です。ですから、住居内の空気は、《換気》をして清浄な外気を絶えず取り込まないかぎり、室内に溜め込まれた汚れによって、不潔になります。人間の住居は、まさに溜め込みの装置と言えるでしょう。

室内に溜め込まれるのは、まずは住居で生活する人間による呼気です。呼気には肺から排出される二酸化炭素が含まれています。特に大勢の人が暮らす建物では、この呼気による空気の汚れはすさまじいものになります。

また、室内に置かれたさまざまな物品、そこから出る排出物（例えば生《なま》ものが腐って出す悪臭など）によっても空気は汚れます。もしも室内便器が置かれていたとしたら、そこからの臭気も空気を汚しますし、室内干しの洗濯物も空気を汚す原因となります。

また、掃除をしないかぎり、室内には埃《ほこり》もたまりますし、時にはカビも発生します。このように、適切な管理がなされない住居の空気は澱《よど》み、腐敗物が溜め込まれていきます。それが病気の温床となり、病人のばあいは人体に害となり、回復過程は妨害されます。

ナイチンゲールは「住居の健康」と題して、この章の1節で健康的な住まいのあり方について次の5点をあげています。

住居の健康を守るためには、つぎの五つの基本的な要点がある。
1　清浄な空気
2　清浄な水
3　効果的な排水
4　清潔
5　陽光
これらのどれを欠いても住居が健康的であるはずがない。そして、これらに不備や不足があれば、それに比例して住居は不衛生となる。
（1節）

この5点は人間の暮らしが続くかぎり、現代においても、無視してよいものは一つもありません。ここで自分が住む家、施設、病院などを念頭において、5点について具体的に考えてみましょう。

①住居の部屋割りや窓の構造と配置は、《換気の確保》を最優先にしてなされているか。[*3]

②水道管による給水は、その水源から清浄な水が配水されているか。

③排水も、排水管を下水道につなぐその通路に、臭気の逆流防止装置が設けられているか。

（悪臭の逆流防止装置がなければ、下水道からの悪臭が逆流して、建物内が悪臭に汚染される可能性があります）。

④住居の清掃は、定期的になされているか。特に病院や施設においては、適切な清掃が行なわれているか。

⑤陽光が十分に差し込む構造になっているか。[*4]

ナイチンゲールはこうした点を考慮した《住居の構造》を考え、《住居の健康》をまずは確保しなさいと訴えたのです。そして、「それが確保されていないならば、建物を建て替えなさい」とさえ言っています。人間の健康を考えるばあい、ここが出発点になるからです。

したがって、新たに施設や病院などの建物を造るばあいはもちろんのこと、地域ケアの拠点となる居住者の家においても、看護の眼をもって点検し、清

＊3 現代の建物では、空調設備が整っていますが、空調は外気を室内に取り入れ、汚れた空気を室外に排出するのが基本設計です。同じ空気をグルグル回すだけの方式では、空気はきれいになりません。

＊4 建物には陽光が入る部屋と入らない部屋があり、同じ部屋であっても、陽光が当たる場所と全く当たらない場所があります。構造上の問題でこのような事態にならないように、設計段階からよく検討することが大切です。

潔の確保や換気や光に十分な配慮がなされた設計をしなければなりません。人間が健康に生きていくために不可欠なこと、また病気からの回復のために、また、自然な死を迎えるために、優先的に整えなければならないこと、それがこの《住居の健康》なのです。

3　第三章「小管理」——自分自身を拡大する技術

「小管理」は、日本語では小さな管理と書きますが、ナイチンゲールの表記はPetty Managementとなっており、《こまごまとした手筈《てはず》》と考えたほうがよいでしょう。

ナイチンゲールは「看護であるものとないもの」を見分けて《看護そのもの》を実現させるためには、自分一人だけが頑張《がんば》ればよいというものではないと考えました。「自分がいないときにも、誰もが同じ発想で、同じ内容の看護を提供できるようにしなければならない」と考えたのです。

そのためには組織を整え、スタッフを教育し、チーム全員が同じ視点で看護を展開できるように工夫しなければなりません。それを《小管理》というテーマの中で訴えています。この発想は、家庭看護においても同様です。

この「覚え書」に詳しく述べている要点にそって、どんなに良い看護を充分に行なったとしても、ひとつのこと——つまり小管理——が欠けていれば、言い換えれば、「あなたがそこにいるとき自分がすることを、あなたがそこにいないときにも行なわれるよう対処する方法」を知らないならば、その結果は、すべてが台無しになったり、まるで逆効果になったりしてしまうであろう。（1節）

ここで『看護覚え書』からすこし離れて、看護管理についてのナイチンゲールの考え方について、お話ししましょう。それは《看護管理の原形》ともいうべきもので、大別して2項ありますが、簡単に紹介します。

（1）看護部門の独立と自立

看護職が社会的に自立した組織を形成できるかどうかという問題は、その職業の社会的地位の確保と存続と発展にかかわってくる重要な要素です。職業訓練を受けた専門家たちが、自らの力で設立した組織や、自らが属する集団やチームのなかで、自立した動きがとれないかぎり、その職業の真の独立はあり得ません。

（また、看護職にその業務上の真の独立が確立されないと、看護師の能力が十分に発揮されず、病人が真の看護の恩恵を十分に受けられないことにもなります）。

ナイチンゲールが当時もっとも声を大にして叫んだのは、この問題でした。当時の看護師たちは、看護のあり方について、病院の当局者や管理職、また事務職や医師など、看護職以外の人々に従属していたからです。

私がいいたいのは、救貧院病院の財政上の問題や一般監督および全体的管理などの責任は、当局あるいは委員会、すなわちその当局ないし委員会の責任者である管理担当者、つまり院長に帰属させよということであり、看護や内部管理や看護師の規律などに関する全責任は、その名称がなんであるにせよ、看護スタッフのひとりの女性の長に帰属させよということである。(1)

(1) ナイチンゲール著「救貧院病院における看護」（湯槇ます監修、薄井坦子・小玉香津子他訳「ナイチンゲール著作集・第2巻」現代社、1974年、26頁）

この文章からは、当時の救貧院病院の院長は医師ではなく救貧委員会関係者であったことがわかります。英国は日本のように、病院長は医師であるという国ではなかったのです。そうした背景はあるものの、ナイチンゲールは看護師という職業が独立するためには、病院の管理当局の配下から脱して、新たに看護部門の長のもとに、看護に関するすべての責任を負うことのできる組織を創らなければならないと断じたのでした。

ナイチンゲールの看護組織改革の根幹はここにありました。これ以降、世界の看護組織は病院の内部において、執行部に対して独立した責任母体となるように努力して今日に至っています。[*5]

さらに現代に目を転じれば、地域ケアシステムのなかにおける看護部門の独立というテーマに絡んできます。地域ケアを担う職種は多彩ですが、看護師たちは、自立した立場で仕事ができているでしょうか？　第三章は現代の日本の状況に照らして読んでみると、面白いことがみえてきます。

(2)　看護管理者に求められるもの

次に、看護組織のリーダーたちに求められるものを、ナイチンゲールの言

＊5　看護組織が独立したとして、その組織は看護師の健康に配慮した労働条件を作り出さなければならないとナイチンゲールは考えました。働く者の健康を阻害しない条件作りが組織の長に課せられています。

葉から明らかにしてみたいと思います。

① 総看護師長（看護部長）の存在感

ナイチンゲールは、病院看護部組織の中での総看護師長の役割について、次のように述べています。

「そこにいるすべての女性に対して権威と規律をもっている人が訓練された看護監督である。彼女は病院のマトロン[*6]であり、また病院中で最も優れた看護師でもある。彼女は自分の部下の看護師たちに対して、こうなってほしい、訓練によってこのような看護師になってほしいという、まさにその模範であり指導者である[(2)]」。

総看護師長のあるべき姿を述べたこの指摘も、時代と国を問わず、本質的なものだと思います。総看護師長が看護そのものを知らなくては、あるいは自ら看護であるものを示せなければ、部下は育ちようがないからです。その意味で、《看護とは何か》というテーマとその実践力は、臨床の第一線を担う総看護師長たちをとおして、次の世代に継承されていくものだと私は考えています[*7]。

＊6
英国における《マトロン》(matron) という言葉は、女性集団の長を意味し、女性監督者のことを指しています。英国では古くから看護部長のことを、親しみを込めてマトロンと呼び習わしてきました。

(2)
ナイチンゲール著「看護婦の訓練と病人の看護」(湯槇ます監修、薄井坦子・小玉香津子他訳「ナイチンゲール著作集・第2巻」現代社、1974年、80頁)

＊7
ナイチンゲールが創設した看護教育方式では、病院のマトロンがその病院付属の看護学校の《校長》を兼務するというスタイルをとってきています。海外では、この風習は現在に継承されています。

② 看護師長の役割と看護の質

次に考えなければならないことは、看護師長の役割についてです。

「全体の状況に対して鍵として働くのは、病棟シスター（看護師長）である。というのは訓練されたマトロンは彼女をとおしてはじめて、病院中の看護師や見習生や病棟のメイドそして患者に影響を与えることができるからである[3]」

というナイチンゲールの指摘を待つまでもなく、看護師長こそが病院における要《かなめ》の存在であることは言うまでもありません。したがって、看護師長の力量が、その病棟や病院の看護の質を決定していく大きな要因となるのです。

つまり看護師長は、総看護師長と同じ看護の視点をもち、総看護師長に次いで《看護であるもの》をよく理解している者で、かつ看護そのものを具体的に実現する者ということになります。

病棟で、生き生きと看護が展開されるためには、いくつかの要因が必要ですが、そのなかで何にもましてだいじなこと、それは《看護とは何か》を本当に理解している師長が存在すること、言い換えれば、優れた管理者を得てはじめて病棟は本当の姿を実現することができるのです。

（3）ナイチンゲール著「看護婦の訓練と病人の看護」（湯槇ます監修、薄井坦子・小玉香津子他訳「ナイチンゲール著作集・第2巻」現代社、1974年、91頁）

このことは、スタッフや看護学生たちの立場に立ってみれば即座に答えが出てきます。スタッフが「精神と勇気と仕事とを持ちこたえるには、つまり看護師としての完全さを目ざすためには、看護師たちは必ず自分より優れている上長の下に置かれなければならない」[4]からであり、優れた看護師長のもとで仕事をした人は、その人自身が次の優れた管理者となって、自分に与えられた部下たちを育てていくことができるからです。

要するに看護の世界には《ありたい姿》をイメージできる先輩ナースの生きた存在が必要なのです。

さらに看護師長の役割を次のようにも表現することが可能です。

「優れた看護スタッフはいろいろと不利な条件下にあっても、多かれ少なかれ満足できるように自分たちの職務を果たすであろう。しかしその一方で彼女たちの長は、副次的な作業から彼女たちを解放して、彼女たちがもっぱら病人の世話に時間を投入できるよう環境を改善することに常時心をくだいているはずである」[5]。

つまり、看護師長というのは、スタッフが本来の看護に専心できるように、働く環境や看護を取り巻く環境を整備していくことも、その仕事の内だということです。まさに管理者にとっての看護管理とは、スタッフが《看護でき

(4) ナイチンゲール著「救貧院病院における看護」(湯槇ます監修、薄井坦子・小玉香津子他訳「ナイチンゲール著作集・第2巻」現代社、1974年、9頁)

(5) 同右書、29頁

るように手筈《てはず》を整えること》と言えそうです。

第三章の本題から少し逸《そ》れましたが、ここで述べた「看護管理者のあり方」は、「小管理」のテーマと連動するものです。

看護師は、一人ですべての責任を背負《せお》って仕事をすることはありません。看護はそこにいるすべての看護師によって、《看護の視点》を共有しながらなされるものです。そして、なされた看護が《真の看護であるよう》、皆で見きわめていかなければならないのです。

すべては《何が看護で何が看護でないか》を知るところから始まります。

4　第四章「物　音」
——生命体に害となる条件・状況

面白いタイトルですね。

ナイチンゲールは、まずは冒頭部分で、

「不必要な物音や、心のなかに何か予感や期待などをかき立てるような物音は、患者に害を与える音である」（1節）と述べています。

この《害を与える音》という表現に注意しましょう。これは患者の神経を消耗させて、回復過程を妨害するもの（自然治癒力の発動を抑制するもの）という意味なのです。

この章には、数多くの「害」「苦痛」「苦しみ」という単語が出てきます。ということは、「物音」に関係する看護師のかかわりには、病人に多大な害を与えて、生命力を消耗させる要素が多々あるということを教えているように思います。

一般的に「物音」というと、大きな音や騒がしい声、または人の叫び声などを想像しますが、この章では、

「かすかな音であっても不必要な音は、大きな必要な音よりも、はるかに病人に害を与える」（1節）

と書かれています。

屋外での工事現場の音や、近くを走る電車の音、あるいは廊下から聞こえてくる水道水の音などは、たとえそれが大きな音であっても、必要な音として認識してしまえば、あまり気にならなくなるものです。それよりも、たとえば、「患者を突然に眠りから目覚めさせるような物音や声」、「病室の入口やすぐそばの廊下などでの長話」、「病室内でのひそひそ話」、あるいは「取り繕《つくろ》った湿り声や、同情をよそおった声」などは、ナイチンゲールからみれ

ば、病人の神経を痛めつける害となる「物音」に属します。

本文中に見られる不注意な看護師の具体的な例は、以下のとおりです。こうした看護師はすべて、患者の生命力を消耗させているというわけです。

・音をたてて動きまわる看護師。
・ドアを乱暴に開けたり、何度も出たり入ったりする看護師。
・ドアや窓のがたつきやきしむ音に関心がない看護師。
・病人を急《せ》かしたり、騒々しくかきまわしたりする看護師。
・患者と話すときに、患者の視野のなかに座ろうとしない看護師。
・患者から受けた伝言を何度も繰り返し確認する看護師。
・病人が何かをしている時に、背後から、あるいは遠くから話しかける看護師。
・病人の思考を中断させる看護師。
・歩行している患者に付き添いながら会話を求める看護師。
・患者のベッドに寄りかかったり、腰かけたりする看護師。
・自分の考えを簡潔かつ明確に表現しない看護師。

こんなにも看護師の言動は患者を消耗させているのですね。これらは一見して「物音」の項目とは無関係のように思われがちですが、看護師の振る舞いは、患者の状態に合わせた配慮と気遣いがなければ、患者に不快や不安を与える点で、患者の神経を消耗させ、回復過程を妨げる原因となるということです。誠に鋭い指摘と言わざるをえません。

改めて《患者中心の看護》の大切さを思います。

ところで、第四章には気になる記述があります。それは「睡眠」に関する記述です。

「睡眠」が人間の健康にとって、大切な要素であることは誰でも知っています。しかし、次のナイチンゲールのような指摘には、これまで出会ったことがありません。

故意であれ偶然であれ、眠っている患者を起こすようなことは、絶対にあってはならない。これは良い看護にとって《必要不可欠の条件》である。寝入りばなに起こされた患者は、たいていのばあい、もはや眠れなくなる。（3節）

現代における睡眠の科学は、ヒトの睡眠について詳細に解き明かしています。

まず理解しなければならないのは、人間の睡眠には「レム睡眠[＊8]（浅眠）」と「ノンレム睡眠（深眠）」があるという点です。寝始めて最初に訪れるのがノンレム睡眠です。そのノンレム睡眠がもっとも深くなるのは、入眠から1時間ほど経ってからです。そこから一度浅い眠りのレム睡眠を経て、また1時間半ほどあとに2回目のノンレム睡眠がやってきます。この2つの睡眠パターン（註2）は一晩に4〜5回繰り返され、次第にノンレム睡眠が浅くなって覚醒します。

ノンレム睡眠は、脳をしっかりと休息させて記憶を定着させるだけでなく、代謝を促す成長ホルモンを最大限に分泌させ、翌日の集中力や活力も高めてくれるので、特に寝始めの3時間は十分な配慮のもとで、質の高い睡眠を確保したいところです。この間に、光や音などで妨げられることなく深く眠ることができれば、質の良い睡眠をとることができます。ですから、「寝入りばなに起こしてはならない」というナイチンゲールの指摘は、まことに的《まと》を射《い》たものであることがわかるのです。寝入りばなに起こされると、病人のただでさえ少ない《眠る力》に影響を与え、再びノンレム睡眠に入るのが難しくな

＊8
林 悠氏は、「生命誌ジャーナル・90号」で、レム睡眠は鳥類や哺乳類などの複雑な脳を持つ生きものにだけ見られると述べています。レム睡眠は、進化の過程において、高次な脳機能の形成に関わっているのかもしれません。

り、眠れなくなるのです。それによってだいじな回復過程は妨げられてしまいます。レム睡眠とノンレム睡眠は互いに協働して、記憶の整理、体の修復など、一晩をとおして心身の調整をしていますから、どちらの睡眠が欠けても調整は上手くいかないのです。

もう一言、《睡眠の看護的意味》について、付け加えておきましょう。

実は、体内の回復システムのうち《細胞の作り替え》は、睡眠中に行なわれているのです。細胞の再生は一晩で約五千億個から一兆個といわれています。つまり、身体内部のメンテナンスは、体壁系の細胞たち（骨・筋肉系）と感覚・神経系細胞が休んでいる間に行なわれているのです。その意味でも、睡眠確保というテーマは、回復過程を助けるために、とても大切な看護的要素となることがわかるのです。（註3）

このように、第四章ではナイチンゲールの意外な指摘に数多く出会います。例えば、本の読み聞かせの問題や音楽の功罪などにも触れていますが、それらの指摘はすべて具体的で、納得のいくものばかりです。第四章を読んだだけでも、『看護覚え書』の今日的価値がみえてきます。

……

【註2】研究によって、ヒトの睡眠のパターンには一定のリズムがある

ことがわかってきていますが、実は、ヒトにはそれとは別に《ひばり型》《フクロウ型》《エジソン型》というタイプがあるようです。朝早くに目覚め、日中活発に活動して夜は早くに就寝するタイプが《ひばり型》です。逆に朝早くには起きられず、ゆっくりと起きて活動し、夜はいつまでも起きていられるタイプを《フクロウ型》といいます。さらにエジソンがそうであったように、朝早くから活発に活動するのですが、日中に一度眠ることで、夜遅くまで活動できるタイプを《エジソン型》と呼んでいます。この3タイプはそれぞれの《体質》の差によって現われてきますので優劣をつけることはできません。

【註3】睡眠の確保にとって《枕の工夫》は大事な要素です。枕選びにあたって考慮すべき第一点目は《素材》ですが、現在では素材の研究は進み、その種類も増えてきています。そして二点目は《高さ》です。枕の高さは患者の脊柱の状態や病状によって異なります。睡眠を確保し、回復過程を促進するためにも、病院や施設にあって、患者一人ひとりに適した枕が提供される時代がくることを望みます。

5　第五章「変　化」——生命力の幅を広げる援助

このタイトルも面白いですね。そして私はこの章がとても好きで、だいじにしています。

タイトルには、《変化》という日本語訳がついていますが、この原語はVariety（バラエティ）です。つまりChange（チェンジ）ではないのです。あるものをあるものと交換するのがチェンジですが、ここではさまざまな種類とか多彩さ（バラエティ）を意味しています。

ナイチンゲールは、病床の周辺や暮らしにさまざまな変化（バリエーション）があることを強く求めました。変化のない生活は人を不健康にし、生命力を小さくするからです。

（一般の）人びとには、長期にわたってひとつ二つの部屋に閉じ込められ、毎日毎日、同じ壁と同じ天井と同じ周囲の風物とを眺めて暮らすことが、どんなに病人の神経を痛めつけるかは、ほとんど想像もつ

かないであろう。（1節）

　私たちの日常を思い起こせば、朝起きてから夜眠るまでの間、生活のなかになんと多くの多彩な変化が満ち溢れていることでしょう。健康人は特に意識しなくても、毎日多くの変化の中で暮らしているのです。そして健康な時には、自分で気づかないうちに、何らかの変化を創り、自分にあった気晴らしもしているものです。

　しかし病人や虚弱者や障害者は、自分で自分の周辺に多彩で快適な変化を創り出すことができない存在です。さらに彼らは自分で気晴らしができないということすら、自覚していません。そのことがどんなに彼らの生命力を消耗させているか、私たちは想像することすらできません。

　現代においても、人は心が病んでくると、周囲の出来事や日常の営みから身を隠し、変化の乏しい空間のなかに入っていきます。このことがますます精神を痛めつけ、自力で脱出することを困難にしてしまいます。こういう状態にある時こそ、小さな変化（バラエティ）が必要なのではないでしょうか。ナイチンゲールは、「単調な食事によって消化器官が損《そこ》なわれると同じく、神経組織もまた、たしかに、この種の単調さによって損なわれるのである」

（3節）と述べています。

第一章のところで、清浄な空気は生活を管理する看護師によって提供されるものであると述べましたが、この「変化」も、看護師によって提供されないかぎり、患者は自ら創り出すことができません。私たちは病人の神経組織を損《そこ》なわないためにも、創意・工夫を凝らして《小さな変化》を提供し続けなければなりません。

では、具体的にどうしたらよいのでしょう。ナイチンゲールは、「変化をあたえることは、回復過程を促《うなが》し、生命力の幅を広げる」という意味のことを、具体的事象をもって述べています。

「患者の眼に映るいろいろな物の、その形の変化や色彩の美しさ、それはまさに、患者に回復をもたらす現実的な手段なのである」（8節）

まず挙げられるのは、色鮮やかな花一束《ひとたば》や壁にかける絵、窓から見える景色など、患者の眼を楽しませるものを考えて提供することです。

加えて、この章では《生命力を広げるため》の手段について、ページを割いて述べています。

・美しい自然に触れること

・小さな鉢で植物を育てること
・陽光を浴びること
・手先の小さな仕事（編みものや針仕事や整理整頓など）

こうした日常のなかで提供される変化は、病人たちが楽しめるものなら何でもいいのです。そこに創意・工夫とその人らしさが求められるのですが、しかし一方で、このばあいの変化は決して度を越してはなりません。やりすぎはまた、生命力を消耗させてしまうからです。

現代の介護事業所等で行なわれているアクティヴィティの数々は、どれもこの「変化」の考え方を、対象の状態に合わせて形にしたものだと思います。

【補註】病人にはたらく強い自制心

「病床生活の単調に病人は悩まされる。だから病人の暮らしに変化を……」というナイチンゲールの指摘に対して、「それはちょっと大袈《おおげ》裟《さ》ではないか」「病人は、病気の間くらい、単調などすこし我慢すれば悩むことはないだろう」という反論があるかもしれません。

それに対してナイチンゲールは、こう説きます。

「穏やかな物腰と礼儀正しい態度を保っている病人たちは、その《ほとんど》が、一日じゅうその一刻一刻に、あなたが知っているどんなに強い自制心よりもはるかに強い自制心を働かせている」(17節)

さらに、「病人の神経は常に、あなたが徹夜したあとの神経と同じ状態にあるのである」(18節)。

そもそも病人は、暮らしの単調だけでなく、病気がもたらすもっと強い大小さまざまな苦痛や苦悩に耐えながら(自制しながら)病床に横たわっています。そのような辛い状況にあるときは、ほんの軽微で一時的な解放であっても単調から解放されることは、病人にとっては大きな意味があります。健康人にとっては些細な快感でも、病人にとっては大きな救いとなり、それはもろに自然治癒力の促進にはたらくからです。

病人は、「徹夜したあとの神経と同じ状態」にありながら、なお自制心をはたらかせて、なるべく訴えないように(自己主張しないように)我慢しているというのですから、その消耗を最小にするために、看護師は細心の神経を使って接しなければなりません。もし自己主張の強い病人がいるとすれば、その方はよほど解決してほしい辛い課題を抱えているに違いないのです。

6 第六章「食　事」
——どのように食べさせるか

『看護覚え書』では、食に関するテーマが、第六章と第七章の2つの章に分けて書かれています。それぞれのテーマは、

①食欲がなくて食べられない病人に、どのようにしたら食べてもらえるか＝第六章

②病人に必要な食物と、病人が食べられる食物を、どのように選ぶか＝第七章

となっています。

つまり、《どのように食べさせるか》というテーマと、《何を食べさせるか》というテーマとは、次元が異なるので、分けて思考せよとナイチンゲールは言いたいのです。これも的《まと》を射《い》た指摘です。

では、はじめに、この二つの章の内容を見ていくにあたって、《病人にとって食とは何か》、そして《病人における回復過程と消化器官との関連》について、思考をめぐらせてみます。

どのような病気であれ、病気のときは、体内では回復のシステムが発動していて、それにかかわる免疫器官や循環器官、さらには呼吸器官や排泄器官などがフル回転しています。それについては、もう皆さんは頭のなかでイメージできると思います。

それにともない、回復のシステムが活動している器官では、普段に増して多くの酸素と必要な栄養素が運ばれ、また普段に増して多大な活動エネルギーが消費されます。するとその分、通常は多くのエネルギーを使って活動している神経系や運動系、さらに消化器系などは、その活動の制限を受けるのです。すべてを平常通りに動かそうとすれば、身体全体がエネルギー不足となって、体内の回復過程は後回しとなり、先に進まないからです。

こうした時、病人は総じて《ぐったりとして》、《食欲がなく》、《動きたくない》という状態になります。

こういう病人に対して、体内の回復過程の促進を助け、同時に生命力を消耗させないためには、休んで活動が鈍っている消化器官にいかにはたらきかけるかというテーマが生まれます。

回復のシステムが発動している過程にあっては、その時々の消化器官の力量を超えて食べ過ぎても、食べなさ過ぎても、生命力は消耗します。ですから負担なく消化ができて、少量でも栄養が摂れるものを選択しなければなりません。つまり、食欲のない病人にどのようにしたら食べてもらえるかというテーマと、病人は今、何を欲し、何なら食べられるかというテーマに、同時に向き合っていかなければならないのです。前者のテーマを第六章で、後者のテーマを第七章で扱うことになります。

それでは、ここから「第六章」に入ります。

この章においては、体内で回復過程が進行している真っただ中にあって、食欲がなく、食べ物を見ただけで吐き気がする、しかも自分自身では自分に合った食事を作る元気も気力もないという病人に対して、いったいどんな食援助をすればよいかが問われています。

ナイチンゲールは、まず、

「患者が食物を摂れる時刻について考慮をめぐらすこと、人によってもばあいによってもさまざまであるが、患者の衰弱が最もはげしい時間帯について観察すること、衰弱のはげしい時刻を予測しその時刻を避けるために、食事の時刻を組みかえてみること」（7節）

と、述べています。

食べ物を受け付ける時間帯があるということを把握できれば、それに合わせて量や与え方を工夫することができます。

そして、「そのためには観察と創意工夫と忍耐力（これらはまさに優れた看護師が持っている特質である）が要求される」（7節）と言っています。

つまり、看護師は自身の観察や配慮や注意によって、病人に食思が湧いてくる時間帯を予測し、かつその時間帯を見逃すことなく察知し、その時間帯に合わせて食物を準備し、病人に勧め、必要な栄養物を摂らせることができればベストなわけです。

この章では、今日の看護師学校の教科書に書かれているような《食事の援助技術》を取り上げているわけではありません。ナイチンゲールが問題としたのは、食事の時間や一回の量、配膳のタイミングや看護師の話しかけ方など、こまごまとした観察に基づく《食べ物の提供の仕方》についてです。

次の注意点を見てください。

看護師は知的な存在であって、たんに患者の食膳をあげさげする運搬人ではない。（17節）

患者が食事中の病室ではほかのことはいっさいしないという絶対原

則が守られること。（12節）

なるべく患者には、他人の食物を目にしたり、その匂いをかいだりさせないこと。とても一度には食べきれない量の食物を見せないこと。食物の話を聞かせたり、生の食材を見せたりも避けること。（10節）

患者のカップの受け皿にものをこぼさないこと。（20節）

このちょっとした注意のあるなしが、患者の安らぎに、ひいては患者の食事を摂ろうとする意欲に大きな相違をもたらす。（20節）

こうした注意点は、総じて看護師の細《こま》やかな観察にもとづく配慮のあり方を示しています。そしてテーマは、現代の病院や施設や家庭における《決められたルール》（食事時間や量など）のなかで、《決められた方法》によって行なわれている食事援助のあり方に再考をうながすものがあります。

また、現代においては食べられなくなった病人や飲み込みが悪くなった病人には、すぐに経管栄養など人工的な処置がなされますが、それは食物の形状の工夫や、食べさせ方の工夫を重ねたその先に考えるべきテーマであり、看護師の判断や努力を無視したままで、決定してよいというものではありません。

何ごとも基本は、医療技術を適用する前に、体内で発動している回復過程の姿をイメージし、今どうすれば良いかの看護的判断ができる頭をもった看護師による《観察力》が必要ということでしょう。その先に《創意工夫》と《忍耐力》と《技術力》が不可欠になるとナイチンゲールは考えたのです。

【補註】人間は食生活を「認識」でつくる動物

人間の食生活は、他の動物に比べてきわめて多様であり、多彩でありまた複雑です。個々人の《認識》が、その時々に《何を食べるか》《どのように食べるか》を決めているからです。

健康人であれば、自分で買い物をして、好きな味付けで調理して、好きな食器を選んで盛り付け、音楽を聴いたり、おしゃべりを楽しんだりしながら食べるのですが、病人はそうした全過程を他人に依存している存在です。

食にかかわる看護は、自分で自分の食事の準備ができないだけでなく、食欲がなく、種々の症状や病状が出現している病人に対して、適切な条件を創り出して、口から食べていただくことを目指して行なわれる援助技術です。この難しい技術をもって、その人の認識に近づける食の看護を成功させるには、どうしても看護師の日頃の観察能力と判断能力、そして創意工夫の知恵が必要とされます。

7　第七章「食物の選択」
――何を、どう選ぶべきか

この章を読むと、ナイチンゲールの食べ物に関する思考力と観察力の深さに脱帽します。

現代に生きる私たちは「どの食べ物が身体によいか」「この食べ物にはどんな栄養があるか」「この食べ物はなになにの病気に効《き》くらしい」といった多くの情報に敏感に反応しています。巷《ちまた》にはそうした情報が溢《あふ》れていますから、食卓にはこうした情報に基づいたメニューが並ぶことでしょう。

ナイチンゲールの時代も同じように、食べ物に関する情報は溢れていたと思います。しかしナイチンゲールは誤った情報に振り回されないほうがよいと警告しています。さらに「栄養学」の知識を、患者に適用するに際しての批判もしています。

各種食品に含まれている《実質栄養分》量をもとに食事の基準を決定するにあたって、いつも無視されることがある。それは、患者の身体は消耗からの回復に何を必要としているか、患者は何が食べられ、何が食べられないか、ということである。あなた方は、本に書いてあるからといって、それで患者の食事を決めることはできない。（4節）

この指摘こそ、患者に食べ物を提供する看護師たちに届けられるべきテーマです。現代においては、専門的知識をもつ管理栄養士たちにも理解してほしいテーマです。しかし難しいですね。「患者の身体は消耗からの回復に何を必要としているか、患者は何が食べられ、何が食べられないか」をどうしたら知ることができるのでしょう。

ナイチンゲールは続けて、

「ここにおいて、看護師の観察が実質的に医師を助け、また患者のいわゆる《気まぐれな好み》が看護師を実質的に助けることになる」（4節）

と言います。

病気になると、不思議なことに好きな食べ物や味が変化します。代わりに思いもよらない食べ物や味付けを好んだりします。それはそのときの病人の胃袋が消化できるものであり、全身の細胞の回復に必要なものかもしれません。こうした《患者の好み》には従う価値があるのです。
しかし、逆にこれは補章の「回復期」の項で書かれている事柄なのですが、急性期から回復期に入ると、再び食べ物の好みが変化し、今度は食べ過ぎるほど食欲が出てくるので、その時には患者の望みどおりにすべきではないというのです。このときにも看護師の観察が必要になります。

ほとんど例外なく病人の胃は、たんに食物中に含まれる炭素成分や窒素成分の量などでなく、他のさまざまな選択原理に導かれて働いている。もちろんこのばあいも、自然は明確な法則を以って導いているのであるが、その法則は、病床におけるきわめて注意深い観察によってしか確かめられない。(10節)

今、看護界では看護研究が盛んに行なわれていますが、このようなテーマが研究発表されることはほとんどないと思います。これは、臨床家たちがきわめて強い関心をもって見つめ、観察し、実践し、実態を把握することから始めなければ、決して確かめられない事柄です。

「食」は、まさに人間の生命の根源を担《にな》っています。そして体内における回復過程のあり方が、その時々の食のあり方を決定するのです。看護師は誰よりも、「病んでいるその時のその人にとって《何が必要か》」という「食」についての見解を述べることができなければなりません。

再度、ナイチンゲールの声を聞いてください。

患者に何を食べさせるかを決める立場のひとの職務とは、あくまでも患者の胃の意見に耳を傾けることであって、『食品分析表』を読むことなどではない。まわりの人間が気を配って患者に与えるべきものとしては、食物は呼吸する空気に次いで重要なものである。（13節）

【補註】紅茶とコーヒーについてのナイチンゲールの見解

英国は紅茶の国ですが、ナイチンゲールは紅茶やコーヒーの効用について、ある博士の言葉を引用しながら次のように述べています。

紅茶やコーヒーには、身体組織の消耗を減少させる作用があるので、飲むことは悪いことではない。しかし、「原則として病人には午後5時以降には紅茶やコーヒーを与えないこと。宵のうちに寝付かれないのは興奮のせいであるが、紅茶やコーヒーはその興奮をいっそう昂《たか》める。明け方まで眠れないのは激しい疲労のためであることが多いが、これは紅茶で軽減される」(16節)。

つまり、紅茶やコーヒーは病人にとっては必要な飲み物であることを認めているのです。要は使い方しだいというわけです。

ただし紅茶やコーヒーを患者に出す時には、カップの受け皿に飲み物をこぼさないという注意が必要です。皿に飲み物がこぼれていると、患者はカップを口に持っていくたびに受け皿を添えなければならず、そうしなければ雫《しずく》がたれて、シーツなどを汚してしまうからです。細心の心遣いが必要です。

8　第八章「ベッドと寝具類」
——人間だけが寝床で寝る生物

良く晴れた日に陽光に当てて干した布団《ふとん》や、洗いたてのシーツや寝巻に身を包んで休むとき、私たちはホッとして、幸せな気分を全身に感じます。その気持ちが、身体中の免疫細胞を活性化させ、その夜のうちに回復過程を促進させるのです。

　これが第八章でナイチンゲールが強調したかったテーマです。

　この地球上に棲《す》む生物のうちで、人間だけが家を造って空気を囲い込み、そこに寝床を作って休む生物です。巣作りをする動物はいますが、かれらの巣は基本的に出産や育児のためのものであり、睡眠用ではありません。

　「ベッドと寝具類」というテーマは、きわめて人間らしい、人間の暮らしにしか存在しないものなのです。

　この章でナイチンゲールは、その対象を「寝たきりの病人あるいはそれに近い病人のばあい」（1節）と断《ことわ》ったうえで、ベッドや寝具類について述べています。もちろん原則は健康人にも当てはまるのですが、ここでは対象を施設や在宅で療養している慢性期の病人にしぼったうえで読み込んでいきましょう。

　ナイチンゲールはまず第一に、ベッドと寝具類に対して、《乾燥と清潔》が保たれていることを望みました。

　人間は毎日、口呼吸や皮膚呼吸によって、平熱時には約９００㎖もの水分を排泄しています。これを不感蒸泄と呼んでいますが、病臥している病人のばあいは、この水分量はさらに増え、そのほとんどがベッドや寝具類に吸い取られていきます。ですから、ここに《乾燥と清潔》という看護のテーマが生まれます。

ナイチンゲールは、

「何日も何週間も風に当てて乾かしたことのない寝具類にくるまってきた患者は、そこに浸み込んだ自分の身体からの発散物を、繰り返し再吸収してきた」（3節）

のであり、そのために発熱したり、症状を悪化させることがあると、述べています。

体内では不要となったものを排泄し、回復過程を進めようとしています。ベッドや寝具類の乾燥と清潔に毎日気を配ることは、生命力の消耗を最小にして、回復過程を促進させるための基本的ケアです。

《乾燥と清潔》の他に、健康的な寝床を作るための条件があります。それは《姿勢の安定の確保》です。

つまり、寝心地の良いベッド作りです。それには、ベッドの広さや高さ、マットレスの素材、枕の高さ、さらには安定した、安楽な姿勢の確保などの要素が絡んできます。こうしたテーマは、すべて《良い睡眠確保》のための課題でもあります。

ナイチンゲールは、

「病人にとって睡眠がいかに大切で、その睡眠の確保のためには良いベッドづくりがいかに必要かを考えるならば、自分の職務のいちばん肝要な部分を《他人の手》などに任せられるものではない」（19節）

と強調しています。

近代看護発祥の時点から、看護の世界でベッドメーキングをだいじな看護業務としてきたのは、この指摘があったからかもしれません。こうした点に注意してベッドを作れば、患者の生命力の消耗を最小にすることができる点で、まさに看護そのものの実現につながります。

しかしながら、現代ではベッドメーキングはたいていヘルパーか外部の業者に任せきりになっています。彼らにテクニックだけを教えるのではなく、看護の視点を盛り込んだ教育ができたら素晴らしいと思います。

【補註】日本家屋の特徴と畳と布団
ナイチンゲールの国では、寝るときにはベッドが使われていますから、ベッドのあり方が大きなテーマになるのでしょう。しかし日本においては、私たちは畳《たたみ》の上に布団を敷いて寝るのが一般的です。

日本家屋は《高床式家屋》で、その建物の床面そのものがベッドの高さかそれ以上に設定されています。床下には外の空気が流れており、家全体が畳や敷物の湿気を除去する構造になっています。また藁《わら》でできた畳は保湿性と除湿性を兼ね備えており、天候に合わせて自動調整してくれています。ですから、畳に布団を敷いて寝るという習慣は、実に合理的で健康的なのです。さらに天気の良い日には、布団干しをしますから、これもたいへん健康的です。

しかし最近ではマンションが多く建てられ、日本人の多くがベッドの暮らしに移行してきています。マンションの床下には通気がありませんから、病院や施設のように、ナイチンゲールが提案している「ベッドと寝具類」の項をよく学ばなければなりません。

9　第九章「陽　光」

――陽光は自然治癒力を高める

現代では、太陽の紫外線の害が大きく問題視されていますが、本来の陽光の有難さについては、ほとんど気に留められていないように思われます。

『看護覚え書』において、あえて「陽光」という章が設けられているのには、わけがあるのです。それは、陽光は、体内の自然治癒力を高め、回復過程の促進を後押ししてくれる、強力な助っ人《すけっと》だからなのです。

私たちが地球上に生息する生物の一種である限り、陽光の恩恵をたっぷりと受けています。たとえば、光合成によって生を営んでいる植物たちの存在があって、私たちの生命は育まれています。また太陽光線が空気を清浄にすることを助け、ビタミンDやセロトニンなどの物質を体内に作り出す手助けをしてくれています。第九章を読むと、そうした陽光のプラスの側面をしっかりと思い出させてくれます。

ナイチンゲールは、

「あえて科学的に説明するまでもなく、太陽の光線が人間の身体にも、眼にもはっきり見える実質的な効果をもたらすことを、私たちは認めなければならない」（1節）

と指摘し、さらに、

「新鮮な空気についで病人が求める二番目のものは、陽光をおいて他にはない」（1節）と断言し、

「自然の力というものは、当世流行の医者など及びもつかないほど強いも

のである」（7節）と言います。

この指摘は、現代にも通じます。いろいろな薬や療法を試みるよりも、自然の力が何よりの癒しになることがあるからです。明るい部屋や自然の中にあって、陽光の暖かさに身を包まれているとき、体内に生命力がみなぎり、気持ちが前を向いて、心が素直になってきます。また、どこにいても（海からでも、山の頂上《いただき》からでも、またたとえホテルのベランダからであっても）、太陽が昇る姿を見ると、私たちはその光の神々しさに、思わず手を合わせます。それが、自然治癒力を高め、免疫機構を活性化させるのです。

ナイチンゲールの別の考えを、もう少し聞いてみましょう。それは、「健康人の部屋」と「病人の部屋」の違いについてです。

「健康な人間は、病人の部屋を準備するとき、《寝室》と《病室》の差異などろくに考えもしない」と言いたい。健康な人間が眠るばあい、ベッドからの眺めなどは、たいした問題にはなりえない。（中略）病人のばあいは、身を起こしたり寝返ったりしなくてもベッドのなかから窓の外が見え、たとえ何も見えるものがないばあいでも、空と陽光だけは見えなくてはならない。（2節）

ここに人間の切実な願いが表われています。窓から景色が見えて気持ちが休まると、免疫力は高まり、回復過程は促進されます。とくに病人の部屋は、寝室でもあり居間でもあり、そこで一日のすべてを過ごす大切な場所です。目に映るものに、せめて空と陽光がなければ、気持ちの変化をつくることができません。病人だからこそ、回復過程を進めるために、何よりも《陽光》と《窓からの景色》が必要だと、ナイチンゲールは力説しているのです。

【補註】大自然の「地水火風」が生命を育《はぐく》む

地球上の生命体はすべて《四大《しだい》》と呼ばれる4つの要素によって構成されています。生命体はこの4要素を体内に取り入れて利用（自己化）することによって、その形態と機能を維持し、発展させています。四大とは、「地水火風」のことで、この四大の一つでも欠ければ、生物はその身体と機能の維持が不可能になります。

ちなみに《四大》とは、①大地成分、②水成分、③太陽光線、④空気成分のことです。生物にとって《四大《しだい》》は、生命を育む源であり、生命体と生命現象の根幹をなすものです。陽光がヒトの生命と健康にとって、なくてはならないという位置づけは、この《四大》の一つだからです。

10 第十章「部屋と壁の清潔」
――看護の基本は清潔の保持

このテーマは、部屋の換気の問題、ひいては衛生の問題と連動して考えるべきものです。

ナイチンゲールの時代には、衛生看護という概念は全くありませんでした。当時の看護師は病室の清潔という点には無頓着《むとんちゃく》でしたし、医師たちにも手指の消毒をはじめとする、衛生的なものの見方は欠落していました。さらに病院全体は薄暗く、ほこりっぽく、衛生というテーマを実現するのには、構造全体が不適切だったのです。したがって、院内感染が頻発し、褥婦《じょくふ》をはじめとして、多くの患者は感染症で亡くなっていました。[*9]

ナイチンゲールは、

「看護の仕事は、その大きな部分が、清潔の保持ということから成り立っている。どんなに換気に努めてみても、清掃の行き届いていない部屋や病棟では、空気を新鮮にすることはできない」(1節)

と述べて、病棟や病室の清掃と換気、さらには絨毯《じゅうたん》や壁の清掃の仕方まで

＊9
ナイチンゲールは1861年に「助産師学校」を開設しましたが、実習病院内に産褥熱による死亡者が続出し、わずか6年間でやむなく閉鎖に追い込まれています。産褥熱は明らかに不潔な環境が原因でした。

具体的に示しています。

清掃の仕方については、英国と日本とでは大きな差異があります。英国は土足文化で、当時の道路は舗装されていなかったでしょうから、病棟内や病室内には大量の土や埃《ほこり》が持ち込まれたに違いありません。これが病原体の温床になるのはご存じのとおりです。そして当時の病院の床《ゆか》は木材か絨毯《じゅうたん》でしたから、ナイチンゲールは床の磨き方や、汚れがしみ込んだ絨毯の掃除の仕方について、細々《こまごま》と教えているのです。

さらに壁の清掃もたいへんでした。壁に張られた布地や壁紙は、汚れを吸収しやすく、放っておくとたちまちカビが生えてきます。それがまた病原体の温床になります。ですから当時は、壁を清潔に保つために水洗いをしていました。また、古い壁紙の上に新しい壁紙を張るのは、それで汚れは隠れるものの、かえって不潔になるので、ナイチンゲールは、古い壁紙は剥《は》がして、汚れにくい素材の壁紙と取り替えなさいと助言しています。

では、日本のばあいはどうでしょうか？　日本の家屋は高床式《たかゆか》ですから、玄関を入ると上がり框《かまち》があり、そこで靴などを脱いでから室内に入ります。ですから外からの土や泥が室内に持ち込まれる心配はありません。病院においても、つい最近まで、玄関の入口で靴を脱いでスリッパに履き替えてから院内に入ったものです。

日本では、ナイチンゲール方式の掃除の仕方がそのまま当てはまるわけではありませんが、床《ゆか》や壁の不潔が原因で、それが病気の温床になるという点は、現代にも通じる一般論として学ぶことが大切です。


ところで、ナイチンゲールの力説する「清潔」というテーマについては、当時の人々は本当に無頓着《むとんちゃく》でした。

こう述べています。

「病人の部屋に要求される徹底した清潔について、すこしでも理解している人は、その社会階級の上下に関係なく、きわめて稀である」（35節）

この言葉は、当時の世相をよく表わしています。医師たちでさえ、手術にあたって手洗いをする習慣がなく、清潔という問題に関心を払うことがなかった時代です。そうした時代にありながら、ナイチンゲールは感染対策として、徹底的に病棟と病室の清潔について注意を喚起《かんき》したのでした。

さらに《家屋の清潔》という問題は、在宅で療養する患者たちにも当てはまりました。ナイチンゲールは、彼女が創設した訪問看護師や村や町の保健指導員（ヘルス・ミッショナー）たちをとおして、家庭で病人のケアをしている主婦たちに、直接清潔にする方法を教えるように指示しています。それは根気の要《い》る仕事だったことでしょう。しかし、１８９４年の最晩年の論文のなかで、ナイチンゲールは次のように語っています。

> 何百年もの間迷信は行なわれてきた。何百年もの間不潔で不注意な習慣が着々とかつ根強く聞き伝えられてきた。われわれがほんの数年のじみな持続的活動によってその何世紀にも及ぶ習慣を変えることができるとしたら、ここに描いた過程はすすみが遅いどころか驚くべき速さであるといわなければなるまい。[6]

ナイチンゲールとナイチンゲール看護師たちの奮闘ぶりが、目に浮かぶようです。

　現代の病院や施設は、ずいぶん明るく、清潔になりましたが、果たしてこの章のテーマをクリアしているのでしょうか。院内感染は撲滅できず、毎年多くの方が感染症で亡くなっています。院内の壁や廊下や汚物室やナースステーションなど、そして病院構造も含めてもう一度、看護の視点で見直す必要がありそうです。

(6) ナイチンゲール著「町や村での健康教育」(湯槇ます監修、薄井坦子・小玉香津子他訳「ナイチンゲール著作集・第2巻」現代社、１９７４年、１８２頁)

【補註】汚れたリネン類を《汚物用シュート》で運ぶ

失禁で濡《ぬ》れたシーツや、血液や吐物によって汚染された寝具類を処理するには、いったん、それらを病室から運び出さなければなりません。では、運び出された寝具類はどのように洗濯場まで移動させればよいでしょうか？

ナイチンゲールはこの点について、画期的な提案をしています。

「汚れたリネンを院内のどこかの病室や洗い場、戸棚などに大事にため込んではならない。（中略）汚れ物シュートほどよい手段はあるまい。シュートは壁のなかに造りつけにすべきである。素材としては陶器の管が最適であろう。管の開口部は病室にあまり近くないところで、階段か換気のよい廊下に設け、扉をつける。安全を期して管は建物の屋上まで通し、シュートのなかがよく換気されるようにする[7]」。

これなら汚物からの感染を防げます。この装置がついた病院や施設が増えるのを期待しましょう。

(7) ナイチンゲール著「病院覚え書」（湯槇ます監修、薄井坦子・小玉香津子他訳「ナイチンゲール著作集・第2巻」現代社、1974年、271〜272頁）

11　第十一章「からだの清潔」
――皮膚は第三の脳

私たちは、人間の皮膚がもつ多彩な機能や役割について、どれほど学習しているでしょうか。

皮膚は人間にとっての細胞膜に相当し、拡げれば畳一畳分もある人体最大の臓器で、その機能も実に多彩です。皮膚には、排泄・吸収・防護・感覚・体温調節・保温などの機能があり、ここまでは良く知られていますし、日頃の生活をとおして実感しているところです。

しかし、皮膚は免疫を司る臓器でもあります。皮膚にあるランゲルハンス細胞が、皮膚内に異物が侵入してきたときに、それを発見し、全身の免疫系に通報するのです。

さらに最近の研究によって「皮膚は第三の脳」として、環境の変化に応じて、さまざまな情報を発信していることがわかってきています。つまり、皮膚は脳と同じ神経伝達物質などのメッセージ物質を保有しており、大脳のなかの細胞と同じく、電気化学的情報処理装置を保持しているのです。

「生命体は、常に変化する外部環境の中で恒常性を維持しなければなりません。その場合、外部環境との境界を成す体表にも、全身の恒常性を保つための情報の入り口と、情報の流れが存在することは、合目的的であると考えられます(8)」。

このように外界と内界をへだてている細胞膜としての皮膚は、その機能を通して内部環境を一定にするようにはたらき、同時に内部環境の自然治癒力のあり方に大きく関与しているのです。

加えて、病人のばあいには、排泄は皮膚をとおして行なわれることが多く、それが回復過程を促進させているという点も見逃してはなりません。

《皮膚の清潔》がいかに重要になってくるかは、こうした実態をみれば即座にわかりますね。病人の皮膚を不潔で汚れたままにしておくと、それで生命が直接的に脅《おびや》かされることはないにしても、皮膚がもつ多彩な機能がはたらかず、免疫力は落ち、細胞と外界とのコミュニケーションがうまくとれず、回復過程は妨げられます。

ナイチンゲールの時代、皮膚の生理学がどこまで発達していたのかはわかりませんが、彼女の指摘は現代の皮膚科学の先端の知見に通じます。

(8) 傳田光洋「皮膚は考える」岩波書店、2005年、87頁病人の身体を不潔なままに放置したり、あるいは病人に汗やその他の排泄物が浸み込んだ衣類を着せたままにしておくことは、健康をもたらす自然の過程を妨げて患者に害を加えることになる。それはちょうど、身体にゆっくりと作用する毒物を、病人の口から飲ませているのと同じ結果となる。（1節）

からだを清潔にし、衣類を交換し、清潔な寝具に身を包むことは、何よりの回復過程の促進になるのです。

もうすこしナイチンゲールの言葉に耳を傾けてみましょう。

皮膚をていねいに洗ってもらい、すっかり拭《ぬぐ》ってもらったあとの病人が、解放感と安らぎとに満たされている様子は、病床ではよく見かける日常の光景である。しかし、そのとき病人にもたらされたものは、たんなる解放感や安らぎだけではない、ということを忘れてはならない。事実、その解放感や安らぎは、生命力を圧迫していた何ものかが取り除かれて、生命力が解き放たれた、まさにその徴候のひとつなのである。（2節）

清拭やシャワー浴や入浴は、安らぎをもたらす行為であり、《さっぱり感》や《快適感》をも味わえるものです。しかしそれらは、単に気分転換や気持ち良さを得るためだけのものではなく、生命力を高め、回復への道を拓《ひら》くものであるということを、ナイチンゲールは看破していたのです。

皮膚は身体を覆《おお》う単なる皮ではありません。皮膚には脳から独立した「考えるシステム」があり、重要なコミュニケーション手段としての機能をもっているということを認識しましょう。

これからは、時間があるときに清拭しようなどといって、後回しにすることのないよう、また、皮膚をとおしたコンタクト（足浴、手浴、タッチング、マッサージなど）の効用に注目しつつ、日常のケアをとおして、快なる刺激を十分に提供したいものです。

【補註】『子供の「脳」は肌にある』を読む

山口創著『子供の「脳」は肌にある』（光文社新書）を読むと、皮膚がもつすばらしい側面について学ぶことができます。

脳が感情を生むには、皮膚から脳へのストレートな刺激が必要のようです。したがって、幼い子どもを育てるときの周囲の人々による「抱っこ」や「添《そ》い寝」や「おんぶ」や「なでなで」などのスキンシップが、その子の気持ちを豊かに育てるのだと言います。

小さな頃から文字や数字を覚えさせ、いたずらややんちゃな遊びを禁止するような子育て法は、将来、無気力な、自立心に欠ける子どもや、「キレる」タイプの子どもを生み出してしまうようです。皮膚がもつ機能（触覚）に、新たな科学の光が当てられる時代となりました。

12　第十二章「おせっかいな励ましと忠告」
――消耗を呼ぶ会話と元気を生む会話

この章のタイトルの原文は「Chattering Hopes and Advices」です。Chattering（チャッタリング）は、おしゃべりを意味します。インターネットでのおしゃべりを「チャット」と言いますね。ここでは、気軽なおしゃべりのなかで、いい加減な励ましや忠告などをしてはならない、というのがナイチンゲールからのメッセージです。

病人の多くは、身体も心も疲れ果てていて、あまり多くを話す元気がないのです。「会話」は脳内の多くのエネルギーを使い、全身の細胞をさらに疲れさせてしまいます。

例えば、

「このサプリメントは効くから試してごらんなさい」

「これを食べればきっと良くなるわよ」

「○○に行けば必ず治るから、是非行ってみたら！」

「じきに良くなりますよ。そうしたら一緒に○○に旅しましょう」

などと、たとえ相手を思いやる気持ちがあるにせよ、軽々しく物事を勧《すす》めたり、口から出まかせを言って励ましたり、忠告したりすることは慎《つつし》んでほしいと、ナイチンゲールは訴えているのです。

「病人が直面している危険を、わざと軽く言い立てたり、回復の可能性を大げさに表現したりして、病人に『元気をつけよう』とする、そのような行為は厳に慎んでいただきたい」（3節）

このばあいの病人とは、自分の病状をよく知っている長期にわたる慢性病の患者たちです。彼らが友人たちからのこころない励ましや忠告を聞き、それに反論せずに耐えているとすれば、それは彼らに過酷な頭脳労働を強いることになり、気を滅入らせるばかりか、生命力を消耗させることに気づかなければなりません。

ナイチンゲールは第五章でこう語っています。

「病人の神経は常に、あなたが徹夜したあとの神経と同じ状態にあるのである」（5章18節）

ですから、こうした病人を見舞う時には、細心《さいしん》の気遣《きづか》いが必要なのです。もしも、その励ましや忠告が、病人の神経を痛めつけるとすれば、それはまさに病人にとっては《消耗を呼ぶ会話》となってしまいます。

さらにナイチンゲールからの忠告は続きます。

「私は看護師の方々に申し上げたい。あなた方が受持つ患者に害を与える見舞客とは、まさに、こういう人たちなのである」（18節）と。

しかし一方で、プラスになる《励まし》や《会話》があるということについても触《ふ》れています。

つまり、見舞客からの話題や話の展開が、病人に強い苦痛や無力感などをもたらす一方で、会話の相手や会話内容、さらには話の展開によっては、病人に強い共感や連帯感や充実感をともなう、他にかけがえのない喜びをもたらし、生理的にも生命力を活性化させることがあるというのです。

では《生命力を広げる援助》としての励ましがあるとすれば、それはどんな内容なのでしょう。

病人はあなた方に、自分といっしょになって涙もろくなったり泣き言をいったりしてもらいたくはない。彼らは、あなた方がはつらつとして、活発で、またものごとに関心を持って生きているのが好きなのである。（26節）

この点が病人を見舞うときの心得になります。
また、病人は明るい話題に飢えているので、話題選びも大切です。

病人はまた、何か《具体的な》善が行なわれた話とか、何か正しいことが現実に成功した話などにも、強い悦びを感じるものである。（中略）どうか、ひとつでよいから、実際・現実に善意が実った例などを話すようにしてほしい。それは彼にとって、一日分の健康にも匹敵する価値あることなのである。（23節）

この見舞客への提言は、そっくりそのまま、看護師に向けた提言になるのですが、お気づきでしょうか？
私たちは、病人に元気を提供するためにそこにいるのです。生命力の消耗を呼ぶようなかかわりをせず、生命力が広がるような《添い方》をしたいものです。

【補註】《つり合いの感覚》を取り戻させるとは?

ナイチンゲールは《病人》に特有の心理を、よく理解した女性でした。その彼女が挙げる病人の心理特性の一つに《つり合いの感覚に欠ける》という指摘があります。ナイチンゲールは、

「病人や病弱者たちは、自分の身のまわりのできごとに対して、《つり合い》の感覚に欠けるという点で子供と似ていると言われているが、まことにうまく言いえたものだと思う。そこで病人を見舞う訪問者としてのあなた方の務めは、病人につり合いの感覚をとりもどさせることなのである」

と述べ、さらに「他人の不親切や同情のなさなどに対して病人が感じてしまう度はずれの苦痛も、広い世界のできごとに新鮮な関心をよせることによって消えていく」のだから、「世の中のほかの人びとがどんなことをしているかを見せ示すこと」(29節)が必要だと説いています。

病人には、明るい話題や楽しい話題が、何よりの薬となるのです。

13　第十三章「病人の観察」
――「看護過程展開」の基礎技術

ナイチンゲールは、これまで述べた第一章から第十二章までの「各論」を、この第十三章「病人の観察」というテーマで締めくくっています。すべての看護実践の土台は《観察》にあるからです。そして観察は《看護であるものを実現する》ための、きわめてだいじな看護技術のひとつなのです。

ナイチンゲールは、看護師たちに、観察力を身に付けるよう、次のように力説しています。

「看護師というわれわれの天職にあっては、正確な観察の習慣こそが不可欠なのである。（中略）正確な観察習慣を身につけないかぎり、われわれがどんなに献身的であっても看護師としては役に立たない」（35節）

どんなにこころが優しくて、人の役に立ちたいと願って看護師になったとしても、その気質だけでは良い看護師になることはできません。看護そのものを提供できるように、まずは《観察力》を養わなければならないのです。

もしあなたが観察の習慣を身につけられないのであれば、看護師になることを諦めたほうがよいであろう。なぜなら、たとえあなたがどんなに親切で熱心であるにしても、看護はあなたの天職ではないからである。（37節）

今の時代は、比較的容易に看護師になることが可能です。しかし、よく考えてみてください。看護師はいったい何を目的に、どんなケアを提供する人なのかを……。私たちはたんに人を喜ばすサービス提供者ではないのです。本物《ほんもの》の看護師になるために、膨大な時間を費やして学習に励んでいるのはそのためです。

ナイチンゲールは、看護師に課す授業のなかで、最も重要な点は、観察の仕方を教えることだと言っています。

これは、『看護覚え書』が出版された同年（1860年）に、ナイチンゲール看護師訓練学校が開設される計画がありましたから、そこに入学してくる学生たちのことを念頭において書かれた言葉かもしれません。また、当時、病院で働いていた看護師たちには《観察力》というものが大幅に欠落していましたし、世間では、看護師はただ《献身的で従順》でありさえすればよいと考えられていた時代ですから、そうした気持ちだけでは良い看護師にはなれないと釘《くぎ》をさしたのでしょう。

この指摘は、現代においてもそっくりそのまま当てはまります。「ナイチンゲールのようになりたい！」という夢を抱いて看護の道に入ってきた若い人たちに、是非この点を伝えたいと思います。

でも、安心してください。

幸いなことに、このテーマは現代の看護教育カリキュラムにおいては「看護過程展開論」の中で教えらえています。看護過程は、観察に始まり観察に終わる一連の課題解決過程で、看護学の方法論の領域に属しています。

次頁の【図6】を見てください。

この図でわかるように、看護過程の展開においては、一貫して《観察力》が問われています。看護実践は常時、観察しながら事を運んでいくのだと理解できると思います。

そして最も難しいのが「状況の観察と事実の情報化」というスタート部分です。なぜなら、初期の情報収集段階で、間違った情報や看護に役に立たない情報を入手し、それをもとに看護計画を立案したとしたら、その後の看護展開の方向が看護でないものへと流れていってしまうからです。

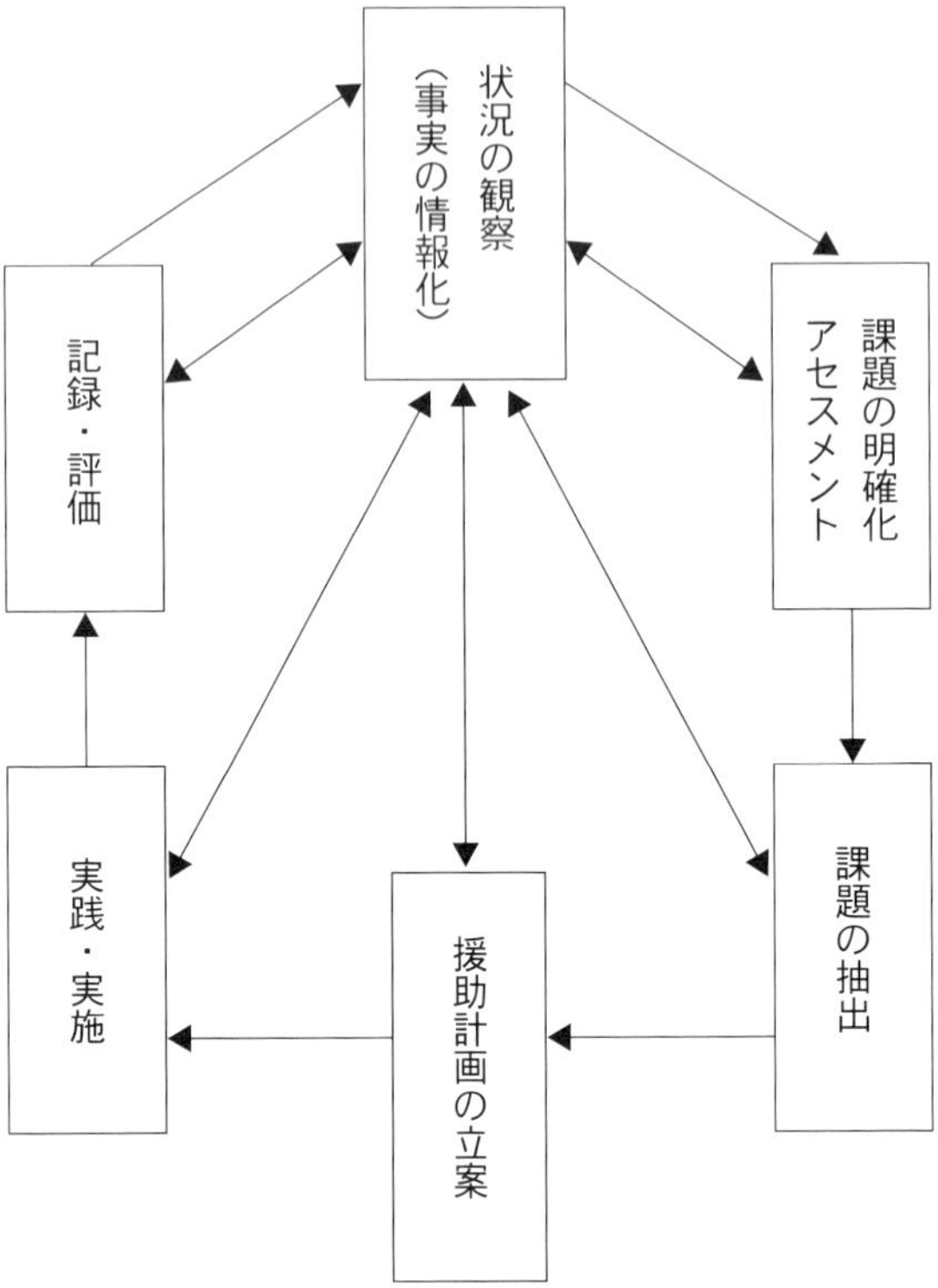

【図6】「観察」に始まり「観察」に終わる看護過程展開

もしもこの初期段階で、看護師の頭が、看護であるものを実現するための思考で教育訓練されていないとなると、つまり、何を、どう看るかという視点を明確に教わっていないと、結果、各々の看護師の人生観や考え方や、またはルーティンワーク的な観点のみで事実をつかんでしまい、それが実践の方向と内容に大きな影響を与えてしまうのです。

ここで、第二講で述べた《三段重箱の発想》を思い出してください。看護過程は、三段重箱の発想と全く同様の手順で展開されていきます。看護実践は三段重箱の下段に入る《看護の視点＝ものさし》を念頭において、対象の条件・状況をみつめ、その状況を看護的に読み取る（観察する）ところから出発するのでしたね。これが鍵となります。

もしも、看護師の頭のなかに核となる《看護の視点＝ものさし》が学び取られていないと、その読み取りは看護師個々の信条レベルやルーティン化された表面的な解釈でなされてしまうというわけです。

これは医師が行なう《診断》に相当します。医師は診断に必要なデータを収集し、それを分析して病名をつけますが、もし診断を間違えば、正しい治療を行なうことは不可能になり、患者に多大な害を与えてしまいます。

看護も実践の初期段階で、看護的かつ適切な観察に基づく情報収集と、それによる看護判断が、間違いのない方向でなされることが求められるのです。

ナイチンゲールが看護師の授業のなかで、《観察》の仕方を教えることが最もだいじだと力説したのはこのためだったのです。

ではここで、ナイチンゲールがいう具体的な《観察技術》の方法をいくつか拾ってみましょう。

「観察は、雑多な情報や珍しい事実をよせ集めるためにするものではない」(96節)

《何のために観察するのか》という観察の目的を見失うと、看護師の眼は、自分の関心にそって(例えば、医学的な関心や心理学的な関心など)、自分が求める情報を取りにかかってしまいます。この点は、看護研究者たちも留意すべきだと思います。

ナイチンゲールは、当時の看護師に観察訓練がなされていないことを嘆いていました。だから彼女たちからの報告はあてにならないし、誤った情報もかなり見受けられると考えていました。そこで、彼女は正しい情報のとり方の一つである質問の仕方について述べています。

「五つ六つの要点を押さえた質問をして、その患者の全体像を引き出し、彼の問題点が《どこにあるか》を正確に把握して報告できる人、そんな人はめったにいない」(17節)と言い、例えば次のように質問をすれば良いと教えています。

(昨夜はよく眠れましたか、というような誘導的な質問は避けて)いったいなぜ、《何時間眠りましたか? それは夜の何時ごろでしたか?》と尋ねないのであろうか。これは重要なことである。なぜなら、その答えによって不眠への対策が異なってくるからである。(16節)

本当にその通りですね。質問の仕方によって患者から返ってくる答えは異なり、またその答えによって対応策が違ってきます。だから事実を引き出すための質問が必要なのですが、何を、どう質問するかという一瞬の決定を導くのが《看護師の看護観》、つまり頭の中に培った看護の視点なのです。質問の仕方一つで、看護であるものとないものが分かれていくのですから、これには日頃からの訓練が相当必要となることがわかると思います。

「具合はいかがですか?」「食べられましたか?」「気分はいかがですか?」などと、決まり文句で質問をしただけでは、患者のその時々の本当の状態や気持ちなど(事実)はつかめないと知るべきでしょう。

さらにナイチンゲールは、《観察→判断→報告》という流れのなかでは、観察力と共に判断力も求められると言っています。観察と判断はセットになっているのです。

ナイチンゲールは、この一連の過程を看護的に踏んでいくためのアドバイスをしています。

「真実を述べるということは、一般に人びとが想像しているよりもはるかに難しいことである。それは《単純な》観察不足によるばあいがあり、また想像力のからみあった《複雑な》観察不足によるばあいがある」（9節）

見たこと、聞いたことを伝える時の基本は、看護師が嘘《うそ》をつかないこと、ごまかさないで語ることだと思います。

『すべて真実を』述べ『真実のみを』述べるには、観察力と記憶力とが結びついた、多くの能力が必要とされる」（11節）

ということを肝に銘《めい》じておきましょう。これは看護師の訓練にとって必要な、そして大切な要素の一つです。

この章をまとめましょう。

看護にとって「観察」は実践の中心に位置づけられるべきです。常にまず的確な観察があってはじめて、その先に《看護であるもの》が展開されていくからです。

《看護であるもの》を実現するためには、患者の何を、どう観察するかという大きな問題を解決しなければなりません。実は、それが『看護覚え書』の第一章から第十二章に書かれていたのです。そのなかでナイチンゲールが指摘した事項が、すべて観察のポイントになっていました。

この視点で再度、第一章から第十二章を読み返してみてください。

つまり、患者が呼吸する空気は清浄に保たれているか、暖かさは配慮されているか、生命力を消耗させる物音に囲まれていないか、変化は創られているか、栄養の質は満たされているか、部屋は清潔に保たれているか、陽光を浴びているか、身体の清潔に注意が払われているか、周囲の人々との会話や関わりによって消耗していないかなど、これまで本書で解説した内容は、すべて何を、どう観察すればよいかを知るためのテーマだったのです。

同時に、《いのちのしくみ》に照らして、今発動している体内の自然治癒力の姿をイメージし、その人の生命力は消耗していないか、もてる力や健康な力がどのように残っているかなど、5つのものさしが示す看護の方向にそって、今あるその人の生活全体を観ていくのです。最終的にその人にとって必要な看護的な解決課題を見出していくことができれば、実践をスタートさせることができます。

現代においては、実践には必ずエビデンス（根拠）が求められています。《観察》するとき、また《解決策》を打ち出していくとき、《それはなぜなのか》《なぜそう考えるのか》というエビデンスが問われるわけです。

ナイチンゲール看護論を学び、看護的な観察を行なう前提となる《看護とは何か》という本質がわかる看護師の頭づくりをすることで、実践のエビデンスはきれいに見えてくるはずです。

その方向をしっかりと定めて、明日からのあなたの実践を、楽しく、豊かに繰り広げていってください。

【補註】ナイチンゲールの優れた観察力
『看護覚え書』のどの章を読んでも、ナイチンゲールの観察力のみごとさには圧倒されます。状況の的確な観察と洞察力があってはじめて、事実が把握できますし、そこから事実に基づく具体的援助の方法を編み出していくことができます。
第十三章においては、ナイチンゲールの観察眼の確かさ、豊かさを感じさせてくれる事柄が、数多く示されています。例えば「脈拍の観察」の項目からもそれを知ることができます。彼女は脈の日内変動や脈の型の多様性など、実に細かく観察できる実力をもっていました。

「看護師は、脈拍のいろいろな変化の意味と、脈の性質が暗示していることを理解できなければならない」（83節）

と言い、それを教育で教えなければならないと考えていました。

今、私たちはどこまで《脈の性質と症状と看護》をつなげて観察できるでしょうか？

【参考文献】

連続講義録『看護覚え書』を読む（第1号〜第9号）第2版、編集・著作　ナイチンゲール看護研究所、２０１８年

第七講　「おわりに」と「補章」を読む

第七講　「おわりに」と「補章」を読む

1　「おわりに」（Conclusion）の章で
看護の本質を再確認する

「おわりに」の章では、文字通り、結論を導き出しています。ここでは論点を次の2つに絞ってみていきましょう。

（1）当時流行していた素人療法の追放について
（2）看護の本質について

（1）当時流行していた素人療法の追放について

『看護覚え書』を読むと、現代人には想像もつかない現象が、当時豊かな暮らしを営む夫人たちの間で起きていたことがわかります。

それはナイチンゲールが《素人療法》と名づけていたもので、女性たちは自分が手に入れた薬を、医師の許可を得ることなく、勝手に他人に飲ませたり、自分で飲んだりしていた現象が見られたようなのです。症状が出たらすぐに薬で対処するという発想は、容易に薬を手に入れることができるようになったこの時代だからこそ、できたことだと思います。薬が万能だという信仰のようなものが生まれていたのでしょう。

当時流行した薬の大半は緩下剤だったようです。便秘が身体によくないことは確かですが、下剤として服用するほかに、痩せたいとの願望からも常用していたのです。当時の人々は多量の塩化第一水銀（甘汞《かんこう》）＊1を下剤として服用していました。それらは子どもたちにも与えられていたといいます。とても危険な行為です。

医師の指示をあおぎもしないで、自分と子供たちとに、あの無謀きわまる《緩下剤の連用》を続けることだけはやめてほしい。（21節）

母親や家庭教師や看護師などの女性たちを、その健康にまつわる観察や経験について、折に触れて啓発していくことこそ、素人療法を追放する手段となるのである。（23節）

＊1 塩化第一水銀は、毒物および劇物取締法で「劇物」に指定されています。かつては化粧品や下剤・利尿剤として利用されていましたが、水銀中毒の危険性があるために、現在は使われていません。

ナイチンゲールが『看護覚え書』を書いた理由の一端がうかがえます。彼女は、当時広まっていた健康に関する誤った知識を訂正し、流行に乗らないように警告し、正しい知識と方法をもって自らの健康を守ってほしいと願ったのです。そして、その伝道者となるのが主に女性たちだと考えたのでした。

こんなこともありました。貴婦人たちは、いなかの屋敷に滞在している間、近隣に病気が流行るとロンドンのかかりつけ医に頼んで、自分が気に入っていた処方薬を送ってもらい、それを友人や貧しい隣人たちに配っていたという事実です。ナイチンゲールはこのことに触れ、

正しい適用法も効果のほども知らない薬を他人に与えたりするよりは、その貧しい隣人たちに、戸口の前から牛馬の糞《ふん》や堆肥《たいひ》の山を取り除いたり、開き窓やアーノット換気装置などをとりつけたり、小屋を清掃したり壁に石灰塗りをしたりすることの大切さを説き教え、そのための援助の手を差しのべるほうが良いのではなかろうか。（18節）

と、述べています。

家屋を健康にする具体的実践は、ナイチンゲール自身が若い頃に手掛《てが》けた

ことでしたから、この警告には説得力がありました。

このようにナイチンゲールは、自分の家族だけでなく、慈善事業として行なわれていた《素人《しろうと》療法》行為の危険性について、声を大にして叫びました。何でもすぐに薬に頼るのではなく、また親切心だけで他人に薬を与えるのではなく、現実を見て、健康的な住まいと環境を整えることの方のだいじさを訴えたのです。

この視点がまさに、『看護覚え書』に一貫《いっかん》して流れる理念です。病気は暮らしから生まれるものであり、暮らしのあり方を変えていかないかぎり、病気や不健康から逃れることはできないという発想です。住居内の空気の汚れ、食べ物の偏《かたよ》り、都会の子どもたちの運動不足や日光浴不足など、[*2] 第一章から第十二章でふれたテーマを改善していくことで、人々は健康を得られ、健康的な社会をつくることができると、ナイチンゲールは呼びかけたのでした。

このテーマは、時代を超えて現代の日本にもそのまま通じるものではないでしょうか。

症状が出たら医師を頼り、売薬を買って飲み、すべて医薬やサプリメントに任せきりの生活を送っている現代人は、ナイチンゲールの時代に生きた人々よりも、医療への依存度が高いはずです。そこで今、改めてナイチンゲ

＊2
ナイチンゲールは『看護覚え書』の「補章・3」で、ロンドンの子どもたちの健康がいかに危険にさらされているかを説いています。たとえ空気が悪いロンドンでも、陽を浴びて外で十分に運動し、詰め込みの勉強を減らし、薬もほどほどに使うなどすれば、良い健康は保てるだろうと述べています。

ール思想に耳を傾けるべきです。病気になったら、すぐに医療に頼るのではなく、まず自分の暮らしを健康的に整えて、自らの体内に宿る自然治癒力を高める生活に切り替えるということです。
『看護覚え書』をとおして訴えたナイチンゲールの声は、これからの日本の医療と看護のあり方に、大いなる示唆を与えてくれることでしょう。

（2）　看護の本質について

次にナイチンゲールは、医薬に頼りきりの当時の女性たちの声を紹介して、それへの反論として《医療の本質》と《看護の本質》について解き明かしています。

女性たちはよく、自分には健康の法則は全然わからないし、子供たちの健康を守るにはどうしたらよいかもわからない、なぜなら自分は《病理学》も知らないし、《解剖》するわけにもいかないから、という。これはまさに救い難い思考の混乱である。（24節）

近代医学の発展に多大な貢献をしたのは「病理学」や「解剖学」でしたから、この文章はそうした時代背景を理解したうえで読むと分かりやすくなります。

つまり、「医学」の勉強をしていない女性たちには、自分たちの健康を守る力はないから、医薬に頼るのだという考え方に異を唱えたのです。

まず、医学の本質について述べています。

多くの人びとは、内科的治療（註＝薬物療法）がすなわち病気を癒《いや》す過程であると思っているが、そうではない。内科的治療とは、外科的治療（註＝手術療法）が手足や身体の器官を対象としていると同じに、身体の機能を対象とする外科的治療なのである。内科的治療も外科的治療も障害物を除去すること以外には何もできない。どちらも病気を癒すことはできない。癒すのは自然のみである。（24節）

すこし解説を加えましょう。

まず本文を見ると、当時から医学的治療には、内科的治療（＝薬物による治療法）と外科的治療（＝手術による治療法）の二つがあったことがわかります。そして人びとは、病気を治すのは主に内科的治療によると考えていたようです。当時の英国における医師の世界では、内科医の方が外科医に比べて社会的身分が高かったので、おのずとそういう思考が定着したのかもしれません。また外科手術を受ける人の数は、今ほどには多くはなかった時代です。そのようななかで、外科的治療がどういうものかは、誰にでも容易に想像できたでしょうが、内科的治療は主に薬物療法ですから、それが体内でどういう機序をもって回復をもたらすかについては、素人《しろうと》にはわかりにくかったはずです。それでナイチンゲールは、内科的治療といえども身体内部の機能のバランスをとるのに役立つのであって、これは身体の器官を対象とする外科的治療と同じであると言ったのです。

そして、「どちらも病気を癒すことはできない、癒すのは自然のみである」と指摘しています。この指摘がきわめて重要な点なのです。人々は、病気は医師が治すと考えていたからです。

内科的治療も外科的治療も、医師たちは、身体内部ではたらく自然治癒力を助けるために最も効果的な療法を施すのであって、医師が病気そのものを治すのではないと言い切っています。手術が成功した後、体内の機能の回復や、傷口をふさぐのは、その人がもっている自然治癒力によるのです。

当時、このような発想ができた人はごく稀《まれ》だったに違いありません。

そしてこの発想の延長線上で、看護のはたらきについて、彼女は次のように言及しています。

「看護がなすべきこと、それは自然が患者にはたらきかけるに最も良い状態に患者を置くことである」(24節)

つまり、医師が治療的手段を用いて自然治癒力のはたらきを支援するとすれば、看護は同じ目的のために、患者を取り巻く生活の条件を整えることによって支援するのです。

これを別の表現で言い直せば、「看護とは、体内ではたらく自然治癒力が発動しやすいように、患者を取り巻く生活のすべてを、生命力の消耗を最小にするように、最良の状態に整えること」*3となります。

ここに看護の本来の道筋が示されたことになります。看護の本質は、体内の自然治癒力が発動するように、生活を整えることなのです。

これは「序章」で述べられていた「看護の定義」と内容が重なっているのがお判りでしょう。

そうです。『看護覚え書』は、「序章」から始まって「おわりに」までできて、内容が一巡して元に戻ってきたのです。円循環が見られます。

＊3
この文章を「看護の定義」として頭に入れましょう。
「看護とは、体内ではたらく自然治癒力が発動しやすいように、患者を取り巻く生活のすべてを、生命力の消耗を最小にするように、最良の状態に整えることである」。

英語の文章は、日本語と異なり、肝腎なことを先にズバリと述べて、次にその肝腎なことに説明を加えてわかりやすくするという傾向が顕著です。ナイチンゲールの文章においても、このルールが守られています。つまり、まずはだいじな結論を先に述べて、その具体を各論で展開し、最後に最初の主題に戻って、「わかりましたか?」と投げかけているようです。

「おわりに」の文章で、ようやく彼女の本書への意図の全体像が鮮明に見えてきましたが、ここには、なぜ『看護覚え書』を書いたのかという、執筆の動機が示されていますから確認してみましょう。

すなわち彼女は、

「真の看護とは何であり、真の看護とは何でないか、をはっきりさせることに、私がすこしでもお役に立てるならば、私の目的はかなえられたことになるであろう」(24節)

と述べています。

この気持ちが「サブタイトル」に反映されています。つまり「看護であるものとないもの」(What it is, and What it is not) をはっきりさせるという意図をもって本書は書かれたことが明白となりました。

このように、『看護覚え書』は、ナイチンゲールの理念が一貫《いっかん》して貫《つらぬ》かれています。したがって、どの章を読んでも、そこには「看護であるものとないもの」を判断する基準と具体例が明記されているのです。

その意味で、これほど分かりやすく看護思想を著《あらわ》した本はないでしょう。そしてそれは、ナイチンゲールの時代以降、どんな看護現場にでも、どのような対象にでも、時代を超えて活用できる《看護の原理》として位置づけられるものでした。

2 「補章」の価値

『看護覚え書』の出版事情の項（20頁）でも述べましたが、『看護覚え書』が発売されると、それがランプを持った貴婦人として称《たた》えられた有名な女性フロレンス・ナイチンゲールによる書ということもあって、飛ぶように売れました。しかしナイチンゲールは、第一版が出版されてからわずか半年後には、改訂第二版を出しています。第一版と第二版の内容的な大きな違いは、第二版には「補章」が追加されている点にあります。なぜ「補章」を追加したのでしょう？

その理由を三点に絞って推測してみます。なぜならナイチンゲール自身は、その理由を述べていないからです。

第一点は、第一版の読者からの反応に応えたのではないかというものです。つまり、当時はクリミア戦争におけるナイチンゲールの業績が高く評価されていたため、看護師という職業にたいする評判が高まり、上流や中流階層の女性たちからも看護師志望者が出てきたのですが、彼女たちは、看護は美しくきれいな仕事であり、人助けになり、精神的、霊的な仕事だと勘違《かんちが》いしていたところがあります。それでナイチンゲールは、《看護師とは何か》というテーマを新たに起こして、看護師に不可欠な資質などを書き加えたと考えられるのです。

第二には、第一版で書き切れなかったことを追加して述べることで、自らの理念をさらに明確にしたかったことが挙げられます。

第三には、本書をナイチンゲール看護師訓練学校の学生たちに活用してもらいたかったのではないかと推察されます。この点は後にみごとに実現しています。

「補章」全体には、「初版本」に記述されていない内容が7項目追加されて[*4]います。7項目のいずれも興味深い内容ですが、ここでは、「看護師とは何

＊4
「補章」の目次
1　看護師とは何か
2　回復期
3　ロンドンの子供たち
4　小説のなかのいくつかの誤りに関する覚え書
5　床塗りの方法
6　女性の雇用に関する覚え書
7　大英帝国において看護師として雇用されている女性の数に関する覚え書

か」および「回復期」の2項目を取り上げていきます。

（1）「看護師とは何か」を読む

ナイチンゲールは、第一版の読者からの反応に応えるかのように、冒頭でこう書いています。

「この本は、看護という仕事がもつ詩的な趣きをすべてとり去ってしまい、およそ人間の仕事のうちでも最も無味乾燥でつまらないものにしてしまった、と人びとは言うであろう」（1節）

やはりナイチンゲールは、看護という仕事に対する世間のうわさや誤解をキャッチしていて、その誤解を解こうとしたようですね。

当時は次のような考え方がまかり通っていたようなのです。

女性に良い看護師になろうと決心させる条件は簡単なことで、失恋か、失意か、厭世《えんせい》か、あるいはほかに何の能もないか、どれかひとつで充分だ、というものである。（おわりに・25節）

博愛の精神に満ち溢《あふ》れた男や女たちが、自分の知るよしもない仕事

のことをすっかり知っていると信じ込み、とんでもない過ちを犯すことがある。(おわりに・29節)

世間に流布《るふ》する看護師のはたらきに対する新たな偏見や思い込みは、新しい専門職である看護職を創設しようとしていたナイチンゲールにとっては、とても迷惑であり、困ったことであったに違いないのです。そこで、彼女は自身が描く看護師像を、この「補章」のなかではっきりとさせたかったのだと思います。こう述べています。

教育の仕事はおそらく例外であろうが、この世の中に看護ほど無味乾燥どころかその正反対のもの、すなわち、自分自身はけっして感じたことのない他人の感情のただなかへ自己を投入する能力を、これほど必要とする仕事はほかに存在しないのである。(1節)

ここに、ナイチンゲールが看護師を志す人々に求めた能力や感性が、みごとに表現されています。

彼女が強調した看護師にとって最も必要とされる能力は、《他人の感情のただなかへ自己を投入する能力》であって、たんなる同情心や熱意や親切心などではないということです。これは、《相手の気持ちを知る》とか《相手の気持ちがわかる》とか《相手の状況を察知する》ために欠くことができない能力です。看護の仕事は、今、自分がケアしている相手の感情のただなかに自己を投入する能力がなければやっていけないと断言したのです。

続けてナイチンゲールは、

> もしあなたがこの能力を全然持っていないのであれば、あなたは看護から身を退《ひ》いたほうがよいであろう。看護師のまさに基本は、患者が何を感じているかを、患者に辛い思いをさせて言わせることなく、患者の表情に現われるあらゆる変化から読みとることができることなのである。（1節）

と述べています。

この能力は、別の言葉に置き換えれば《観察力》です。《患者の思い》は、患者の表情に現われるあらゆる変化を読みとることでわかるので、患者にあれこれ言わせることなく察知しなさいと教えているのです。患者にあれこれ質問して答えさせることで、患者の生命力は消耗してしまうからです。第十三章で力説した看護師に必要な観察のあり方と必要性が、ここで再度強調されています。観察にまつわるナイチンゲールのこの視点は、まさに《看護の極意》だと私は思っています。

続いて、看護師は何を学習すべきか、という点について触れ、さらに具体的な学習の柱になるテーマについて明言しました。

看護師であると自称している多くの女性たちについて最も驚かされることは、彼女たちが看護師教育のＡＢＣを勉強してきていないことである。

看護師が学ぶべきＡは、病気の人間とはどういう存在であるかを知ることである。Ｂは、病気の人間に対してどのように行動すべきかを知ることである。Ｃは、自分の患者は病気の人間であって動物ではないとわきまえることである。（6節）

このように、ナイチンゲールは新たに誕生した看護師志望の女性たちに向けて、看護師の学びの基本姿勢について、さらに看護師が学ぶべき学習内容について、明確な方針を打ち出して、看護師に対して誤解と偏見をもつ女性たちの進出を牽制《けんせい》したのです。そして彼女のこの方針は、第一章から第十二章のなかで繰り返し、繰り返し具体的に語られたのでした。

つまり、「病気の人間とはどういう存在であるか」は《患者論》として、また「病気の人間に対してどのように行動すべきか」については《看護師論》として、本文のなかで、ことあるごとに事例を出し、解説していったのです。

例えば、《患者の特徴》については、次のように述べています。この引用個所はすでに第六講でも取り上げましたが、だいじな内容なので再度紹介します。

まったくのところ、穏やかな物腰と礼儀正しい態度を保っている病人たちは、その《ほとんど》が、一日じゅうその一刻一刻に、あなたが知っているどんなに強い自制心よりもはるかに強い自制心を働かせている。（5章17節）

患者というものはたいへん内気で、こうしたことを自分からは話し出せないものなのである。（13章26節）

これは《患者論》の中心となる概念です。一般的に患者というものは、とかく《わがまま》で《自己中心的》であると思われがちですが、それは誤りであり、むしろ患者は控《ひか》えめで、強い自制心をはたらかせていて、言いたいことも言わずに我慢している存在だと教えています。

現代においても、多くの患者は、ナースコールを押して訴えたいときにも、忙しく立ちはたらく看護師に遠慮して、すぐには押さずに押す機会をうかがっています。つまり自制していて、この抑制の気持ちが神経を消耗させるのです。だからこそ反対に、看護師の気遣《きづか》いや機転や察知が問われるのです。

患者が自分で身体を動かさないですむために看護師は存在する、と一般に考えられているようであるが、私はむしろ、患者を自分について思い煩うことから解放するために看護師が存在すべきであると言いたい。すなわち、身体を動かす努力のすべてから免れるのでは《なく》、自分自身について思い煩うことのすべてから解放されていれば、患者は良くなっていくに違いないと私は確信している。(13章28節)

病者である患者の悩みはつきません。自分の身体のこと、病気の進行のこと、家族のこれからのこと、仕事のこと、医師の治療方針のこと、病棟のなかでの住み心地のことなど、気遣《きづか》い、考えることばかりです。こうした悩みや苦しみから、看護師は患者を救い出すことができるでしょうか？　看護師の存在の目的の一つはこの点にあるとナイチンゲールは言っているのです。

さらに別の視点から見ていきます。

看護師は患者の個別性を見分けなければならない。ある人は、なるべく他人の世話にならないで、苦しみを自分ひとりで苦しみたいと思う。またある人は、絶えずいろいろ世話や同情をしてもらい、常にそばに誰かいてもらいたいと思う。こうした患者の個別性は、もっときちんと観察できるはずであり、またそれによって患者ももっと満足させられるはずである。（13章58節）

患者理解には欠かすことのできない指摘です。現代の看護界においても、《患者中心の看護》が叫ばれ続けています。《患者には個別性があるので、個別性を尊重しよう》というテーマは、聞き飽《あ》きるほどに聞かされています。ナイチンゲールも一貫して《患者の個別性》への対応の必要性を強調しました。

これは次の文章とも連動する、看護の本質的なテーマなのです。

看護については《神秘》などはまったく存在しない。良い看護というものは、あらゆる病気に共通するこまごましたこと、および一人ひとりの病人に固有のこまごましたことを観察すること、ただこれだけで成り立っているのである。（13章60節）

患者は、その訴え方において、感じ方において、考え方において、生きてきた歴史や文化において、実にさまざまであり、多様です。看護師は患者一人ひとりに固有の問題を、生命力の消耗を最小にするように解決していかなければなりません。

そのための学習の中心に来るのが《観察の仕方》であることがわかります。ナイチンゲールは、看護を学ぶ人々に、この点の理解を求めたのでした。

（看護師は）患者の顔に現われるあらゆる変化、姿勢や態度のあらゆる変化、声の変化のすべてについて、その意味を理解《すべき》なのである。また看護師は、これらのことについて、自分ほどよく理解している者はほかにはいないと確信が持てるようになるまで、これらについて探るべきなのである。間違いを犯すこともあろうが、《そうしている間に》彼女は良い看護師に育っていくのである。（2節）

看護師は、まじめで正直で親切であればよいという世間の見方では、決して良い看護師を育てることはできないと、ナイチンゲールは「補章」を書くことで強く訴えようとしたのでした。

そして、こうした学習ができるように、学生たちには病院における臨床実習を課して、そこで良き指導者による訓練を受けなければならないと考えたのです。

この発想が、ナイチンゲール看護学校のカリキュラム[*5]となって具現化していきます。ですから、第二版の補章の「看護師とは何か」というテーマは、ナイチンゲール看護学校の学生たちに対して語りかけたものであるとも言えると思います。事実、本書は後になってナイチンゲール看護学校の指定図書となり、学生たちはまず、補章の「看護師とは何か」から読むように、指示されました。

＊5　訓練のための学校の条件は以下の2点です。
1　看護師は《訓練という目的のために組織準備された》病院で技術的に訓練されるべきである。
2　看護師は人間的かつ規律的生活をするに適した《ホーム》で暮らすべきである。
この厳しい条件の下で近代看護師が育っていったのです。

現代の私たちにおいても、教育課程のなかで《観察力》を身につけることを最重要課題として取り上げ、日々、自己訓練を怠ることのないよう精進していかなければならないと思います。

(2)「回復期」を読む

「回復期」とは、文字どおり病気が回復に向かっている時期です。ナイチンゲールは、この項目の60節で、

「病気についてのヒントの多く、というよりほとんど全部は、回復期には役に立たない。たとえば食物に対する《患者の》嗜好は従うに価値のある指標であることが多いが、《回復期患者の》それは逆であることが多い」

と述べて、「回復期看護」のための視点が必要であることを強調しています。この指摘は実にユニークです。

では、ナイチンゲールは「回復期」について、どのように考えていたのでしょうか。

||||||

病気の間は、生体の機能は破壊されたものの残骸や有害物を除去す

ることに集中する。回復期には、それが破壊の修復に集中することになる。生命力が解き放たれるやいなや、健康へ向かってのいわば跳躍のような活動が、あるばあいにはある系統の器官で、またあるばあいには別の系統の器官で、というように不規則に動き出す。(62節)

と述べています。

まるで身体内部を見ているような表現ですね。

「回復過程」というとらえ方は、すでに本書の第三講〜第四講で解説してきたように、身体内部で発動する恒常性の維持過程の全体をさしています。したがって、ナイチンゲールが述べている右の文章の内容自体が、《病気とは回復過程という性質をもつ》という具体的な表現であるととらえることが妥当《だとう》です。

このことを前提としたうえで、ナイチンゲールは、ここでは、回復過程全体を「病相期」と「回復期」に分けて思考しているのです。つまりここでのテーマは「回復過程」ではなく「回復期」なのです。『看護覚え書』全体では、主に「病相期」の看護について述べてきていましたので、そのなかでは書けなかった「回復期」について加筆したものが、この補章の二番目の項に入っているのです。

今日では、「病相期」のことを一般的には「急性期」と呼び、「回復期」を「亜急性期」または「回復期」と名づけて区別しています。

さて、ナイチンゲールの「回復期の患者ケア」に関する思考は、１８６３年に発刊された『病院覚え書・第三版』の中に詳しく述べられています。それは「回復期患者のための病院」と題する論文です。詳しく見てみましょう。

ナイチンゲールはこの論文の冒頭で以下のように述べています。

「内科的ないし外科的治療処置が絶対に必要である時期が過ぎたならば、いかなる患者も一日たりとも長く病院にとどまるべきではない、これは例外のない法則である」[1]。

どこかで聞いたことのある言葉ですね。そうです。今日の日本の地域包括ケアの根底を流れる概念と全く同じなのです。病院は治療の場なのだから、急性期を脱した患者は一刻も早く退院したほうがよいというのです。では患者は退院した後、どうすればよいというのでしょう。


すべての州およびすべての病院に回復期患者部門を設けるべきである。そこはできるかぎり病院らしくなくして家庭に似せてつくり、最

（1）ナイチンゲール著「病院覚え書」（湯槇ます監修、薄井坦子・小玉香津子他訳「ナイチンゲール著作集・第2巻」現代社、1974年、293頁）

も好ましいのは一連の小屋からなりたっているかたちで、そこに病院を出た回復期の患者を収容する。(2)

という発想です。

急性期看護はパビリオン方式の「ナイチンゲール病棟」で行ない、回復期看護は病院とはまるでちがった、小住宅風の戸建の施設で行なうのが良いと述べているのです。

回復期に入った患者は、病院を出てから、いったん「健康的で気持ちの良い場所に建てられた(3)」回復期施設に入って、そこで社会復帰ができるようになるまで養生し、それから自宅に帰るわけです。ナイチンゲールは具体的に、理想的な建物の設計図を紹介して、回復期患者用の施設の必要性とそのあるべき原則[*6]について語っています。

今日の日本においては、急性期を脱した患者は《回復期リハビリテーション病院》や中間施設と呼ばれる《老人保健施設》などに転院していきますが、同じ発想を、ナイチンゲールはすでに約160年前に提起しているところが斬新です。

回復期の看護においても、観察力をはたらかせ、患者の生命力の消耗を最

(2) 同右書、301頁

(3) 同右書、300頁

*6
あるべき原則。
1 病院とは全然似ていないこと。
2 衛生上のABCを守り整えること。
3 すべての病院に回復期患者部門を設けるべきである。

小にして、生命力がアップするようなかかわりを考えていくことが必要です。どんなばあいでも看護の原則には変わりはありません。

3　付録「赤ん坊の世話」

この「赤ん坊の世話」という短い文章は、『看護覚え書』の第一版にも、また第二版にも掲載されてはいません。これは、『看護覚え書』第三版（労働者階級版）に初めて掲載されたものです。

幸い、現代社版の『看護覚え書』には、この「赤ん坊の世話」が翻訳、掲載されていますので、ここで簡単にご紹介しましょう。

ナイチンゲールは冒頭で、

「さてここで私は、少女の皆さんにお話ししたいと思います」（1節）

と書き出しています。つまりこの文章は少女たちに向けて書かれたものだったのです。

というのも、当時、赤ん坊の世話をするのは、母親や乳母など大人だけではなく、少女たちも多かったのです。つまり、忙しい母親を助けて年長の姉が弟や妹の面倒をみることも多く、また奉公に出ている少女が奉公先の子どもの世話をしたり、看護師として雇われている少女たち[＊7]が子どもたちの世話をしたりと、少女が子どもの面倒をみることはめずらしくなかったのです。ナイチンゲールはそういう少女たちに向かって語ったのです。

ナイチンゲールはこう話しかけます。

「大人の看護についてこれまでお話ししてきたことはすべて、赤ん坊の世話にいっそうよく当てはまるのです」（2節）

新鮮な空気や陽光の必要性、暖かさの確保、部屋や衣類やからだの清潔、着替え、適切な食事、びっくりさせない配慮など、すべては大人の看護と同じであると諭しています。注意深く世話をすることで、赤ん坊の生命を吹き消すことのないようにと、温かな助言をしています。

子どもの健康には、とりわけ心を寄せていたナイチンゲールです。彼女の言葉は、文字の読める少女たちの心に響き、そのなかから看護師を目指す少女が育ったかもしれません。

第三版の労働者階級版も、多くの国民の間で人気を博《はく》し、人々の暮らしと健康への意識改善に役立っていったのでした。

＊7　1851年の国勢調査によれば、家庭住み込みの仕事に従事している看護師のなかには、5歳〜15歳の子どもたちが含まれています。その割合はなんと20％近くもあります。英語では、子どもの世話をする人たちのことを、すべてナース（nurse）と呼んでいます。

あとがき

私にとって『看護覚え書』は座右の書です。特に現代社版の翻訳書は、ほとんど暗記するほどに読み込んでいます。

　しかしこれは誠に不思議な本で、読み返すたびに新たな発見があり、気づきがあるのです。

　この度、『新版　ナイチンゲール看護論・入門』を執筆するにあたって、現代の視点でもう一度読み返してみることにしました。すると、ナイチンゲールの知られざる側面が再びクッキリと浮かび上がってきて、心から驚いています。今回、特にはっきりしたのは、ナイチンゲールには生理学者や生物学者としての素養がたっぷりとあるという点です。そしてこの気持ちは、ナイチンゲールが提言した《病気とは回復過程である》という内容を、今日的視点で解いていったとき、確信に近いものとなりました。

　彼女の提言は、現代における生命科学の知識をもって解くと、実によく理解できるのです。そしてそれに続く《看護の定義》の措定は、見事なまでの論理に裏付けられたものだと思いました。

ナイチンゲールは晩年になって、看護は「新しい芸術であり、新しい科学である（art and science）」[1]と言いました。

看護の創設期にあって、看護は芸術であり、科学であると言い切ったところに、ナイチンゲールの看護師としての立ち位置が見える思いがします。

そのナイチンゲールは、看護が芸術であるためには、「系統的で実地に即した科学的な訓練を必要とする」[2]と述べ、すでに当時において、「看護師の訓練が書かれた学問に依存していることが、今やひとつの実際面での危険であるかも知れない」[3]と指摘しています。この指摘は、150年を経た今日においても、そのまま私たちに向かって「大丈夫か？」と問いかけているようです。

確かに看護は、厳しい訓練を必要とする芸術的行為です。この芸術は、人々の生活のなかに、健康的で豊かな営みを創り出す、生ある世界に属しています。そして、ナイチンゲールの言葉は、一人ひとりの病人に、一人ひとり異なる看護を提供することが私たち看護師の仕事であることを思い出させてくれるのです。

ナイチンゲールは、決して《看護は神秘的》だとは考えていませんでした。それどころか、看護は実のある、科学的思考を要する仕事であり、看護を行

(1) ナイチンゲール著「病人の看護と健康を守る看護」（湯槇ます監修、薄井坦子・小玉香津子他訳「ナイチンゲール著作集・第2巻」現代社、1974年、125頁）

(2) 同右書、128頁

(3) 同右書、140頁

なうためには、人体内部の構造や病気という現象を看護の眼と頭で観察し、病人一人ひとりが営む生活を、生命の法則に沿うよう創り変えていくことが基本なのだと教え続けたのでした。

私にとって『看護覚え書』の世界は、看護という実践を、自分のなかで迷うことなく、鮮明に形作ることに役立ちました。《これが看護だ》という悟りにも似た境地も味わっています。

そして今再び、私が『看護覚え書』を読み解いて描き出した《看護の世界》を「ナイチンゲール看護論」と命名して世に送り出そうとしています。それはナイチンゲール看護思想を現代において復活させる仕事でもあります。ゆえに、「ナイチンゲール看護論」は「日本における現代看護論」として役立つと思います。日本人の感性と価値観と、本質を求めて止まない気質とには、ピッタリと適合することでしょう。

今日、日本ほどにナイチンゲールに関心を抱き、評価している国は、世界広しといえども存在しません。漫画本を含めて多くの伝記本が出版されている国です。またこれほど『看護覚え書』を、世代を超えて読んでいる国は他にありませんし、『看護覚え書』を「ナイチンゲール看護論」として昇華させた国もありません。その意味で、日本という国は実にユニークな国です。

さらに驚くのは、この四半世紀にわたる、《実践の世界の出来事》です。

私が25年前に初めて提唱した「ナイチンゲール看護論」の看護思想を活用して、またそのなかで取り上げている《5つのものさし》を活用して、多くの臨床と教育の現場が、その質を高める活動を展開し、患者や利用者に《看護そのもの》を提供し続けているという事実があるのです。

その実態は、これまで22年間続いた《ナイチンゲールKOMIケア学会》[*1]において、毎年報告されています。

ここで、心が突き動かされる最近の実践例をいくつかご紹介しましょう。

まずは、神戸で行なわれている《ホームホスピス》での実践です。ここでは開設者の松本京子さんの理念に基づき、風通しのよい、陽光がたっぷりと入る民家のなかで、死期迫る方々が《とも暮らし》をしています。スタッフも教育訓練されています。

病院や施設と異なるのは、入居者のお一人おひとりが、ご自分の生き方や価値観を最期まで貫かれ、庭の草花を愛《め》で、小さな手仕事（絵画や書や縫物など）をし、一緒に同じ空間（リビング）で暮らしています。この生き方、

＊1　「ナイチンゲールＫＯＭＩケア学会」は、その前身を「ＫＯＭＩ理論学会」といい、１９９６年に創設されました。２００９年に名称変更されて今日に至っていますが、２０１９年３月にその使命を終えています。

暮らし方の基本は、ナイチンゲール看護論にそのまま合致しています。病院に入院していた時とちがい、医療がないにもかかわらず、症状は穏やかに軽減し、笑顔があふれ、ご家族に支えられながら、安らかに旅立って逝かれるそうです。素晴らしい実践です。

もうお一方をご紹介しましょう。この方は後生川礼子さんです。彼女は病院の看護師として働いていた時に、30代半ばで突然《うつ症状》が発現し、約1年間、死ぬほどの苦しみを味わいました。しかし、理解ある医師との出会いのなかで、薬を止め、自らの内なる声を聞きつつ、見事に《うつの世界》から脱出しました。

この時の指針となったひとつが「ナイチンゲール看護論」だったと言います。陽光を浴びる、身体を温める食物を食する、その時々に適した居心地の良い空間と、家族からの優しい声かけなど、まさに《生命力の消耗を最小にして》、《自らのもてる力》に生活のスタイルを合わせ、体内に免疫力を十分に漲《みなぎ》らせた暮らしが、壮絶な《うつの世界》からの脱却に役立ったと語っています。

彼女は「うつ病になって、本当に良かった」とまで言えるほどに、ご自分の生命と向き合いました。今では新しい人生を《うつ克服専門カウンセラー》として生きています。

さらに「ナイチンゲール看護論」が提唱しているケアの思想が、ひとつの病院や施設、また基礎看護教育現場を丸ごと変化させたという事例を、私は身近にたくさん知っています。それらの施設は、先駆的実践を展開して、全国のモデルとなっています。

このように、《ナイチンゲール思想》は現代の日本という国において、世界のどの国にもまして、日々の実践や個々の人生を動かし続けているのです。

この「ナイチンゲール看護論」は、今後もまだまだ進化し続けることと思います。そうしたノビシロをたっぷりともっている看護論です。それゆえに私は、今もって本書を「入門」と位置付けています。

ケアに携わる方々が、本書に巡り合い、看護の本質を理解し、自らの実践に役立たせてくださることを、心の底から願って止みません。

平成三十一年　梅の花のほころびを前に

金井一薫

付録　『ナイチンゲールの生涯』を読む

付録　『ナイチンゲールの生涯』を読む

ナイチンゲール思想を探究するにあたっては、また『看護覚え書』を読むにあたっても、フロレンス・ナイチンゲールの人となりや、彼女が生きた時代背景を知ることが求められます。その人の作品は、必ずその人が生きた時代の文化や思想に影響され、形作られていくものだからです。

本稿では、ナイチンゲールの生涯のスケッチを描いていきます。この生涯のスケッチは、セシル・ウーダム-スミス著の『フロレンス・ナイチンゲールの生涯』（現代社、1981年）という伝記と、ナイチンゲール思想研究家のリン・マクドナルド博士が編纂《へんさん》した『実像のナイチンゲール』（現代社、2015年）を参考にしています。

1　フロレンスの父と母

フロレンス・ナイチンゲールの父、ウィリアム・エドワードと母、ファニイは、1818年に結婚すると、すぐに外国に旅立って行きました。かれらはイタリアでほぼ3年間を暮らしました。この間に長女、パーセノープが1819年に、そして1820年には次女のフロレンスが誕生したのです。長女はナポリ生まれで、出生地のギリシャ名に因んだ名前がつけられました。次女はフィレンツェで生まれたので、英語読みでフロレンスとなりました。こうした名前は当時としてはたいへん珍しかったと言われています。ウィリアムもファニイもまさかその50年後に、自分の娘フロレンスの名にあやかって、世界中にフロレンスという名の女の子が何千、何万と生まれようとは、夢にも考えてはいなかったことでしょう。

この夫婦は揃《そろ》って顔立ちも良く、知的で、魅力あふれる人物でしたが、決して似合いの夫婦とはいえませんでした。ファニイは当時32歳で、ウィリアムよりも6つも歳上でしたし、ウィリアムが世の快楽には無関心で静寂と安穏《あんのん》を愛し、思索の人であるのに対し、ファニイは社交的で、気前がよく、快楽を好む派手な性格の持ち主であったからです。しかし二人の前途は明るく輝いていました。ウィリアムは元の姓をショアといいましたが、大叔父から莫大な遺産を相続してナイチンゲール姓に改名し、地方貴族として生きることが約束されており、ファニイも商人として巨万の富を築き上げたサムエル・スミスの孫でした。かれらの結婚には、英国の上流階級の暮らしを満喫《まんきつ》できる地位と人脈と財産とが、完全に保証されていたのです。

2　ナイチンゲール家の邸宅

1821年、フロレンスが1歳の時、ナイチンゲール家は英国に戻ることになりました。一家がイタリアを出発する前に、父ウィリアムは準備のため一度急ぎ英国に帰り、ダービシャーの広大な敷地に、自ら設計図を引いたゴシック風の館を建築させせました。

リハースト荘と名付けられたその屋敷は、なだらかに起伏した美しい田園の丘の上にあり、その見事な眺望はまるで絵のようでした。

しかしファニイによれば、この館はいくつかの欠点をもっていました。それはロンドンから遠く、足の便が悪い上に、冬は寒気が厳しくて永住の住処《すみか》としては不適だったのです。また社交好きのファニイには、この家はあまりにも狭《せま》すぎました。

そこで2年間の家探しの結果、1825年に、ウィリアムはハンプシャー州ロムジィの近くに、エムブリイ荘を購入したのです。それはジョージ王朝後期の家で、広々とした庭をもつ、素晴らしい館でした。ロンドンにも近く、狩猟にも適し、ファニイの姉妹の家からも手近にあり、ここなら多くの人々を招き入れることができました。

こうしてフロレンスが5歳の頃までには、ナイチンゲール家の生活は、一定のスタイルを描くようになりました。すなわち、夏は涼しいリハースト荘で、それ以外はエムブリイ荘で過ごし、春と秋の社交シーズンには、ロンドンに出て暮らすというスタイルです。そこにはメイドや従僕《じゅうぼく》や下男たち、また馭者《ぎょしゃ》や料理人などが共に生活し、フロレンスはまさに当時の上流階級の典型的な暮らしのなかにいました。

3　ナイチンゲール家の人々

フロレンスの生活は、絶えず多くの親戚や友人たちに取り囲まれていました。ファニイは10人兄妹でしたし、その10人が若い頃から揃《そろ》いも揃ってみな歓楽的催しが大好きで、疲れを知らずに舞踏《ぶとう》に興じ、宴会や行楽にでかけ、室内遊戯《ゆうぎ》に熱中するといった有様でしたから、かれらは人一倍強い一族意識のもとに、それぞれの結婚後も精力的に交際を続けていました。フロレンスが14歳の頃には、27人のいとこたちと、20人にも及ぶ叔父や伯母がおり、さらに祖母の兄弟姉妹が、その子どもや孫ともども加わり、互いに便りをかわし合い、訪問し、こまごまとした相談をし合うといった具合で、日々息をつく暇もない忙しさの中に暮らしていました。

ところがフロレンスは、こうした生活に満足できず、どこか他の人たちとは違った感じ方をしていたところがありました。彼女はすでに6歳にして、自分はエムブリイやリハーストの裕福で安穏《あんのん》な生活に嫌気がさしていたと記しており、日常やりとりする手紙や相談の数々に、耐えられない苦痛を感じ、少女時代には、「何かきちんとした職業か、価値ある仕事がしたくてたまらなかった」(1)と書いています。

こうした家庭環境の中で、ファニイは40歳をすぎ、もう子どもが生まれる徴候はなくなりました。もしこのままナイチンゲール家に男の子がなかったら、大叔父からの財産は、ウィリアムの妹の長男が引き継ぐことになっていたのです。ウィリアムの妹、メイはファニイの弟、サム・スミスと結婚し、1831年に男の子を生みました。このメイ叔母の息子、ショアはナイチンゲール家では特別な地位が与えられました。フロレンスにとってもショアは生涯で最も大切な人間の一人となりました。

(1) セシル・ウーダム-スミス著、武山満智子・小南吉彦訳「フロレンス・ナイチンゲールの生涯・上巻」現代社、1981年、17頁

4　両親と娘たち

フロレンスには1つ年上の姉（パース）がいました。二人とも愛らしく、個性豊かな子どもでしたが、どちらかというと、妹のフロレンスの方が頭がよく、人を惹きつける特別な魅力をもっていました。ですから姉のパースはいつも損な立場にありました。何をするにもフロレンスの方が優れ、皆に認められるのですから、姉としては複雑な気持ちだったことでしょう。いつの間にかパースは、妹に対して強い所有欲をもつようになり、自分への強い崇拝と献身を求めるようになっていきました。一方では、妹に対して強烈な羨《せん》望《ぼう》を抱いてもいました。こうした二人の関係は、成人し、それぞれの道を歩むようになってからも、大きな影響を、特にフロレンスの生き方に対して及ぼしていくことになるのです。

また、二人の娘と両親の関係も複雑な様相を呈《てい》しており、一見すべて順調で幸せそうに見える家庭にあって、目には見えないしこりが存在し続けていました。

フロレンスは、父親とは深く共感し合えるものをもっていましたが、母親にはあまり強い愛着を抱かずに育ちました。これは、フロレンスがあまりにも父親にその気質が似ていたためで、その資質において正反対の母とは、どうしてもくい違うところが大きかったからだと思われます。

二人の娘の差異と両親の関係は、ウィリアムの教育方針によってさらに顕《あき》らかになっていきました。両親は、娘たちの教育を任せるに足る婦人家庭教師を探したのですが、理想に適う人が見つからず、1832年には、ウィリアムは自らの手で娘たちの教育に当る決心をしたのでした。娘たちは、ギリシャ語、ラテン語、ドイツ語、フランス語、イタリア語、歴史、哲学、英文学や数学、音楽に至るまで父親から学んだのです。その教え方は厳しく、二人は長時間の学習に耐えぬかねばなりませんでした。この間に、姉パースは完全についていけなくなり、妹フローはますます父との一体感を味わっていきました。こうしてナイチンゲール家は、親子が二分されて育まれていったのです。

5　娘たちの初舞台

当時の上流階級の娘たちは、一定の年齢になると社交界にデビューしなければなりませんでした。そのため、自宅に人々を招き入れ、晩餐会《ばんさん》や舞踏会《ぶとう》を催し、名士をもてなすことなどは、娘を世に出すための絶対必要条件でした。母のファニイはそういうセンスに長け、精力的に事を運ぶのが得意で、エムブリイ荘を増改築して準備をし始めました。

この時、ファニイの提案で、家の改築が終了するまでの間、娘たちを連れ外国旅行に出かけることになりました。社交界に出る前に、世界を見、現地で音楽を聴き、外国語の勉強をし、さまざまな人々と付き合うことは、決して無駄なことではないと考えられたからです。フロレンスもすでに17歳になっていました。

こうしてナイチンゲール家の人々は、1837年9月から1839年4月まで、イタリア、フランス、ドイツ、スイスを中心としたヨーロッパの旅を満喫《まんきつ》したのです。この間の18カ月の日々は、フロレンスに生まれてはじめての自由を与え、数人の貴重な親友を得る好運を与えました。彼女はパリの知的社交界で優遇《ゆうぐう》され、その若き能力は、人々を存分に楽しませたのです。

今やすばらしい女性に育ち上がったナイチンゲール家の二人の娘が、ロンドンの社交界において初舞台を踏んだのは、1839年5月24日、《女王の誕生日の接見の間》においてでありました。

6　苦悩の日々

フロレンスはロンドンとエムブリイの館で繰り広げられる社交界において、その知性の高さと高潔《こうけつ》さと人柄ゆえに、誰にも一目おかれる存在になりました。ですから大成功をおさめた女性の一人として、そのまま世間の習慣に従って何の疑問も抱かずに暮らしてさえいれば、確実に上流社会の名高き男性と結婚し、華やかで裕福な生活を送っていたことでしょう。しかし、フロレンスの苦しみはこの時すでに始まっていたのです。

フロレンスが不思議な体験をしたのは、17歳の時です。彼女の私記によれば「1837年2月5日、神は私に語りかけられ、神に仕えよと命じられた」というのがその内容です。フロレンスは客観的な他者の声が、人間の言葉で語りかけてくるのを聴いたというのです。今日の常識では、このようなことがどこまで真実なのか確かめようがありません。彼女は《内なる声》を聴いたと受け取ってもよいのではないでしょうか。いずれにせよ、若きフロレンスにとって、この出来事は特別の意味をもっていました。

というのは、フロレンスはかなり小さな頃から、どこか普通の子どもと違ったところがあり、日常生活の単調さとバカ騒ぎにどうしても馴染《なじ》めないものを感じていたからです。彼女は自分が自分らしく存在するその仕方を、幼い頃から強烈《きょうれつ》に求めてやまない自我をもっていたのです。そんなフロレンスでしたから、神の声（内なる声）に耳を傾け、自分の生き方を、現存する安易で表面的な暮らしの中に模索《もさく》するのではなく、もっと違った、人間としての真の価値に結びつくような何かに求めようとしたとしても不思議ではありません。

しかしながら、彼女の悩みは漠《ばく》として晴れませんでした。自分は一体何をすればよいのだろうか、どんな生涯を送ればこの苦しい問いに答えが返ってくるのだろうか……。答えが見つからないまま、長い間無意味な時間を費やしていきました。社交界での成功や名声は、こうした状態のナイチンゲールにとってはむしろ迷惑なことであり、逆に苦痛の種と化していったのです。社交界をとりまく華やかな生活とその思考の中には、彼女が求める自分の使命はひとかけらもないことがわかっていましたから……。

7　使命の発見

セシル・ウーダム-スミスの伝記によれば、フロレンスが自分に与えられた使命の遂行《すいこう》に向かって最初の一歩を踏みだしたのは、1842年の夏のある日からということになっています。彼女は22歳になっていました。夏にはリハースト荘で過ごすことになっていたフロレンスが、隣村（ハロウェイ村）の農民小屋を訪ねたところから、彼女の思考はそこにくぎづけになってしまったのです。この年は、英国の歴史上「飢えた四十年代」と呼ばれたさなかにあり、村や町はどこも飢餓《きが》と重労働と不潔と病気で溢《あふ》れかえっていました。

フロレンスは農民小屋を訪ねた後の私記に、次のように書き綴っています。

「私の心は人びとの苦しみを想うと真っ暗になり、それが四六時中、前から後から、私に付き纏《まと》って離れない。まったく片寄った見方かもしれないが、私にはもう他のことは何も考えられない。詩人たちが謳《うた》い上げるこの世の栄光も、私にはすべて偽りとしか思えない。眼に映る人びとは皆、不安や貧困や病気に蝕《むしば》まれている」(2)と。

(2)　セシル・ウーダム-スミス著、武山満智子・小南吉彦訳「フロレンス・ナイチンゲールの生涯・上巻」現代社、1981年、62頁

こういう状況に対して、母ファニイは娘たちに銀貨やスープを持たせて富める者の責任を果たそうとしました。しかしフロレンスは、その施《ほどこ》しが、病める者を救うとは決して思えなかったのです。

8　天職に向けて

リハースト荘の近くの農民小屋に頻繁《ひんぱん》に出入りするようになって、フロレンスの心は次第にある一つのことに傾いていきました。それは、どのようにすれば貧窮者《ひんきゅうしゃ》や病人に本当に明るく人間的な暮らしを提供できるかという問題でした。彼女が目撃した光景は、この世のものとは思えないほどに恐ろしく、人々の荒れ狂った生きざまは、彼女の心を捉《とら》えて離さなかったのです。

フロレンスは、もはや単純な施しではこうした人々は救えない、それどころか、逆にお金や物が彼らをさらに悪い方向に押しやってしまうと気づいたのです。彼女は両親に、小屋を建て直して人々を教育する計画をつくるよう、また薬品、食料、寝具、衣類などを送るように懇願《こんがん》し続けました。そして自分はこの地から離れたくないと申し入れたのでした。しかし、こうした自チンゲールの願いは、ことごとく打ち砕《くだ》かれました。彼女にはロンドンで暮らす次の華やかなスケジュールが待っていたからです。

現代の娘でしたら、ある程度自分の思うままに生きることを許されるのですが、当時のナイチンゲール家のような家柄《いえがら》に生まれた娘たちにとって、家を出ること、両親の意向に逆らって生きることは絶対に許されないことだったのです。フロレンスは、やむなく農民小屋を離れました。

しかし彼女はくる日もくる日も、自分の使命について考え続けていました。そしてついに1844年のある日、自分に与えられた天職は、病院に収容されている病人たちの中にあるという結論に達したのです。そしてそれ以降は決してそのことについて迷うことはありませんでした。

9　看護師への道

十九世紀の英国にあって、良家の子女《しじょ》が病院における慈善事業に献身するなどということは、前代未聞《ぜんだいみもん》のことでした。なぜなら、病院という所は、本来社会の底辺に住む極貧にあえぐ人々が、病気になった時に収容される施設であり、そこには不衛生と不道徳が混在していて、とてもまともな人間が入る場所ではなかったからです。さらに悪いことに、看護師といわれる女性たちは、たいてい最下層の極貧者で身持ちが悪く、何の知識も技術もなく、ただ病人よりもすこし元気だというにすぎない人たちでした。

ですから、上流社会に住む人間が最も忌《い》み嫌っていた世界が病院だったのです。その忌まわしい社会に好んで入っていこうとする娘の気持ちは、どんなに進歩的な思想をもつ家族であっても決して理解できるものではありませんでした。

ナイチンゲール家にとっての不幸は、末娘のフロレンスが１８４５年の12月に突然、自分は病院に入って、そこに苦しむ人々のために献身的に働きたい、そのためにまず、正しい知識と技術を学ぶため、病院に研修に出して欲しいと訴えた時から始まりました。

フロレンスは、家族から看護という言葉すら口に出すことを禁じられ、毎日山のような家事を押し付けられて、一人では家から一歩も出られない状態に追い込まれてしまいました。そして信じられないことですが、こうした状況は、その後なんと8年間も続いたのです。

フロレンスの苦しみは筆舌《ひつぜつ》に尽くし難いものがありました。苦悩に苦悩が重なり、やり場のない欲求不満が高じて、彼女は次第に狂気の瀬戸際《せとぎわ》まで追い詰められていきました。しかしそんな中でも、彼女は病院と衛生に関する資料を入手して、自己の思考を練ることを止めませんでした。

10　長い、長い恋の結末

フロレンスは、多感で豊かな感受性をもち、人を愛することへの渇望《かつぼう》が人一倍強いところがありました。多くの著名な友人をもつフロレンスでしたが、その内の何人かは彼女を熱烈《ねつれつ》に愛し、結婚を申し込むという出来事もあったようです。フロレンス自身、リチャード・モンクトン・ミルズには心からの敬愛を感じていましたし、彼との結婚は、家族の誰からも祝福される理想的なものだったはずです。

しかし、フロレンスの心は彼との結婚に踏み切れずにいました。この頃の彼女は、病院で働きたいという願いが否定されて、毎日が途方もなく退屈で、限りなく無意味に思えており、書くことによって精神の喜びを感じていましたが、押し寄せる絶望感をどうすることもできず、自己の将来に何の希望も見いだせずに苦しんでいました。こうした状態を抜けきるには、普通であれば愛する人と結ばれて、新しい生活を築くことだと考えるのですが、彼女はまったく反対の立場をとっていました。

なぜなら、リチャードと結婚することは、彼を取り巻く新たな社交界に入っていくことであり、それでは今の暮らしを延長させるだけにすぎないと思えたからです。それほどにフロレンスは上流社会で暮らすことに価値を見いだしていなかったのです。

「ただ死のみを願っている」と記していた絶望の時期に、ついにリチャードは待ちきれずに求婚しました。そして彼女はこれを断ったのです。なんと7年にもおよぶ恋でした。

フロレンス、29歳の時のできごとです。

11　カイゼルスヴェルト学園

結婚を断念した娘の生き方にひどく落胆《らくたん》した母ファニイは、これまでにも増してフロレンスから自由を奪《うば》いとっていきました。

その結果、秋頃の彼女は精神的にも肉体的にも極度の疲労が重なって倒れ、幾度か失神し、心がまったく空虚《くうきょ》な状態が続きました。こうなると周囲の友人たちはそれを見過ごすことができず、さまざまな形で援助の手を差しのべてきてくれました。なかでも、ブレースブリッジ夫妻はちょうどエジプト、ギリシャの旅に出かけるところで、フロレンスを一緒に連れていきたいとファニイに申し入れてくれたのです。こうして、1849年の秋、彼女は家族のもとを離れて旅立って行きました。

旅行中のフロレンスは、表面はたいへん穏やかで元気そうにみえましたが、内心は絶え間ない精神的葛藤《かっとう》に苛《さいな》まれ、苦しい日時を重ねていました。ところが幸運なことに、翌年の7月に2週間、ドイツのカイゼルスヴェルト学園を訪問する機会に恵まれたのです。この時は見学のための訪問でしたから、実際の看護には携わらなかったのですが、この地への滞在によって、彼女の内には気力が甦《よみがえ》り、生き生きと思考できる明るさをも取り戻しました。エジプト、ギリシャへの旅はこの点で大成功でした。

帰国後のフロレンスは、カイゼルスヴェルトへの再訪問を計画しました。今度こそきっちりと訓練を受け、自分の考えてきたことを仕上げたいと思ったのです。1851年頃には、看護の訓練を授けてくれる場所など、世界中どこを探してもなかったのですが、この学園は100床の病院と孤児養育院、売春婦の更生施設や幼児学校をもっており、116名ものディーコネス*1たちが職員として働いていました。ここでなら、彼女の望む学習が可能でした。

またしても家族の大反対の嵐《あらし》にあいましたが、しかし今度はきっぱりと意

*1 ディーコネスは女性の社会奉仕員のことで、ドイツのデュッセルドルフ郊外のプロテスタント教区内にあったカイゼルスヴェルト学園では、教区の牧師であったフリードナーとその夫人が、教育や看護にたずさわるディーコネスの教育にあたっていました。

志を通して実行に移しました。それは自立に向けた大きな一歩でした。

12　家族からの独立

カイゼルスヴェルト学園での学びを終えて帰国してからのフロレンスは、今度こそ家族と離れて、独立した生き方をすべきであると決心しました。破《は》壊《かい》寸前の状態に追い込まれていた精神と身体の健康を救うには、自分の意志どおりに生きる方法を見つける以外に仕様《しよう》がないことに気づいたからです。

この決心を外側から助けたのは、ヴィクトリア女王の主治医でもある有名な医師の言葉でした。彼は、フロレンスの姉の健康状態を観察していて、パースの精神状況を正常な状態に戻すための唯一の方法は、フロレンスと離れて暮らすことだと助言してくれたのです。この時の体験を彼女は「(医師の言葉は)まさしくこれ以外のいかなる言葉もなしえないほどに私の眼を開いてくれた凄絶《せいぜつ》な教訓であった。これによって私の人生は決定づけられた(3)」と記しています。

1853年になると、ナイチンゲールは仕事につくことを考え始めました。そしてこの決心を打ち明けられた友人たちは、彼女に相応《ふさわ》しい職を探そうと

(3) セシル・ウーダム-スミス著、武山満智子・小南吉彦訳「フロレンス・ナイチンゲールの生涯・上巻」現代社、1981年、147頁

協力を惜しみませんでした。この時舞込んだのがいわゆる《淑女病院》の仕事です。これは、恵まれない境遇にある女性の家庭教師たちが病気にかかった時に入る病院で、当時、経営困難に陥っていて、組織の再編成を必要としていました。いくつかのトラブルを乗り越えて採用が決まった時には、施設の運営管理のみならず、財政面もすべてフロレンスが完全に統制できる状態にありました。ついにフロレンスは、《病院の総監督》という職を手に入れたのです。

こうして、家族からの抑圧に耐える生活に終止符を打ったフロレンスは、1853年8月に、ハーレイ街一番地の病院内の居室に移っていきました。

13 《淑女病院》における改革

淑女病院の改革に乗り出したナイチンゲールは、次々と新しい発想をもって、自らの看護の理念を実現していきました。

革命的な改革の1つに、ナースコールの採用があります。彼女は「患者たちの呼鈴《よびりん》は、すべてその階の看護師室のドアのすぐ外の廊下で鳴り、かつまた呼鈴が鳴ると同時に弁が開いて、誰の呼鈴が鳴っているかが即座に看護師に判り、さらに暫《しばら》くは弁が開き放しになっているような呼鈴にすべきです」(4)と言って、看護師の動きの合理化を図りました。また、患者の移送や食事の運搬のためのエレベーターの設置を最初に要求したのもナイチンゲールです。

ナイチンゲールといえば、今日では《白衣の天使》や《犠牲の精神》といったイメージが根強く残っていますが、実際のナイチンゲールには、そんなセンチメンタルな考えは少しもありませんでした。彼女はむしろ、いかなる献身も自己犠牲も、それが組織化されない限り無益であることを、痛いほどよく知った人でした。ですから、呼鈴やエレベーターがないばかりに、階段を際限《さいげん》もなく昇り降りさせられる献身的な看護師の存在は、不合理であり、また無意味なものであると考えたのです。

しかしその反面、ナイチンゲールは実に良く働きました。手術に立ち会い、食事や排泄や清潔の世話をし、足が冷えている患者にはさすって温め、病状が重くて手紙の書けない人のためには代筆もするといったようにです。ですから半年も経たないうちに、ナイチンゲールの看護師としての評判は、たいへんなものになりました。

このように、ナイチンゲールは長年考えてきた自分の看護理念を実行に移すという機会を、見事にものにしたのでした。

(4) セシル・ウーダム-スミス著　武山満智子・小南吉彦訳「フロレンス・ナイチンゲールの生涯・上巻」現代社、1981年、165頁

14　クリミア戦争の勃発《ぼっぱつ》

ナイチンゲールの身辺に１８５４年の夏が訪れていました。《淑女病院》でのすべての経験は、これから始まろうとする一大事業への予備訓練に等しいものであることは、この時誰も知りませんでした。

この年、１８５４年の３月に、英国とフランスはロシアに対して宣戦を布告し、その９月、英仏連合軍はクリミア半島に上陸しました。戦いはクリミアの地で行なわれていましたが、まもなく発生したコレラの蔓延《まんえん》によって現地の野戦病院はいっぱいになり、やむなく負傷兵たちは、黒海を渡った対岸のスクタリ村にある、元トルコ軍砲兵隊《ほうへいたい》の兵舎とそれに付属した病院に輸送されていきました。

傷病兵たちがたどり着いた《兵舎病院》にはベッドはなく、彼らは汚物にまみれた毛布に包まれて床に横たえられ、炊事場がないために食事も与えられず、彼らの世話をする人もいないという悲惨な状況におかれていました。水を汲《く》むにもコップもバケツもなく、椅子も食卓も手術台もないという有様でした。

こうした状況をつぶさに「タイムズ」紙に報告したのが、歴史上はじめて従軍記者になったラッセル氏でした。この記事を読んだ英国市民は驚愕《きょうがく》し、なんとしてもスクタリの状況を救おうという世論が高まりました。その中でも、看護師団の編成という問題が急務であることに気づいた人々は、この時ようやく看護への関心をもち始めたのです。

15　スクタリに向けての出発

ナイチンゲールは、こうしたクリミアの状況に無関心ではいられませんでした。早速、自ら看護師団を率いてスクタリに向けて出発する手筈《てはず》を整え始めました。彼女が苦労して選抜した看護師は、全部で38名でした。採用された看護師は、病院勤務の経験のある者が14名、あとの24名は全員宗教団体に属する人たちでした。この時ナイチンゲールは、彼女たちを自己が考え抜いてきた看護の実現に向けて教育・訓練するという困難な仕事をも、同時に背負い込んだことになりました。しかし、もしこの試みが成功すれば、看護という仕事のもつ真の意義を世に広く知らせることができるわけで、ナイチンゲールにとっては絶好の機会でもあったのです。

この困難な事業を根底から支え、守ってくれたのが、ナイチンゲールの友人であり、時の戦時大臣でもあったシドニー・ハーバートでした。彼はナイチンゲールに、英国陸軍病院に看護師を配属するための公式計画の責任者になってほしいと、正式に依頼してきたのです。

　こうして歴史的事業は実践に移されました。ナイチンゲールの任命に世間は沸き立ち、かつてこれほどの人気を博《はく》した女性はいなかったであろうほどに人々の喝采《かっさい》を浴びました。そのために、母ファニイと姉のパースは有頂天になり、フロレンスのこれまでのすべての主張を認めたのでした。

　ナイチンゲールの一行がロンドンを発ったのは、１８５４年10月21日のことです。それは、彼女がシドニー・ハーバートから正式な依頼文書を受けてわずか４日後という急展開でした。

　11月５日のスクタリ到着を目の前にして、船の中で巨大な兵舎病院が見えた時、ある看護師がナイチンゲールにこう話しかけました。「私たちが到着したら、一刻も早くあの気の毒な人びとのところに看護に行かせてくださいい」と。しかし彼女は「元気な人はまず洗濯場に行ってもらいましょう」と言い、看護師たちの浮き足立った心を鎮めたのです。この発言は、彼女がスクタリの現実をよく見据えていたことを物語るものです。

16　クリミアにおける看護の成果

クリミア戦争中の出来事は、細かく記述していますと、紙面がいくらあっても足りません。ですから、ここではナイチンゲールがクリミアの地で行なったいくつかの業績について考察してみることにします。

彼女が成し遂げた仕事は、数えきれないほどあるのですが、第一に挙げられるのは、巨大な兵舎病院における死亡率を引き下げたことです。ナイチンゲールが赴《おもむ》くまでは、42・7パーセントもあった死亡率が、半年後にはなんと2・2パーセントまで下がったのです。これはナイチンゲールが病院中を徹底的にきれいに磨き上げ、不潔の温床であった汚物を除去し、換気を十分に行ない、兵士たちに温かい飲み物と温かいベッドを用意し、身体を清潔にするなど、その生活環境の改善に全力を挙げたからできたことでした。それは正に看護そのものの成果であり、看護が世に認められるきっかけを作りました。

ナイチンゲールの一行が到着した当時は、病院のトイレは汚物で溢《あふ》れかえり、それが廊下まで流れ出ていたほどでしたから、彼女はまず、大量の雑巾《ぞうきん》とバケツ、それに新しいシーツや食器類などを自己資金から購入して、ともかく二次感染の起こらない、清潔な環境をつくることに全力を投入したのです。クリミア戦争におけるナイチンゲールというと、病人を優しく看護した婦人というイメージがありますが、実際の彼女は、感傷的になって、単なる同情心だけで動くこともなければ、一時的な気紛《きまぐ》れで立ち働くといったこともありませんでした。彼女の頭はいつも明晰《めいせき》で、どのようにすれば多くの兵士の生命を救うことができるかを考えていました。

本国から衛生委員会のメンバーがスクタリまでやってきて、環境を調査し、下水溝やトイレの改修を行ない、換気システムの欠陥を改善するという抜本的な対策がとられたことで、死亡率のめざましい低下をもたらしましたが、加えてナイチンゲールが考えて実践した兵士たちの栄養面と清潔面になされた衛生改革が、全体の死亡率の低下に大きく寄与したのです。それはナイチンゲールの考えた看護の、目に見える成果でした。

またもうひとつ、大きな変化がありました。

それは、兵士たちが人間として甦《よみがえ》ったことです。

英国の兵士たちは、下層民の中でも比較的健康に恵まれた人びとの志願によって構成されていましたが、彼らの質はあまり良くはなかったのです。故郷の村の恥さらし、一族の厄介者《やっかいもの》といった若者たちが応募しており、彼らには規律や秩序の大切さがわからず、《野獣》だの《人間の屑《くず》》だの《ならず者》だのと呼ばれて、将校たちからは獣《けもの》のように扱われていたのでした。

ところが、ナイチンゲールの彼らに対する接し方は、まるで違っていました。ナイチンゲールは、兵士たちを一人の人間として尊重し、彼らのもてる力が十分に発揮できるよう、あらゆる努力を惜《お》しみませんでした。

彼女は、包帯を巻き始めると、7時間も8時間も跪《ひざまず》いていることがよくありましたが、それでも手術の席には必ず立ち会い、死にゆく人は決して一人にはさせないという信念のもとに、身を粉《こ》にして働きました。

しかし、ナイチンゲールが思考し、本来の看護の実現のために費やした時間の量からみれば、こうした具体的なケアは、そのほんの一部にすぎませんでした。彼女は、回復期に入った兵士たちのために、学校を建てて基礎教育(読み、書き、計算)を施し、憩《いこ》いの場である大コーヒー館を造り、図書館を建設し、本国にいる肉親への送金の便を図るための郵便局まで開設して、兵士たちの福利厚生面に力を入れました。それは、彼らが二度と落ちぶれてふしだらな生活を送ることがないよう、自立の道を歩ませるための対策でした。

こうしたナイチンゲールの態度に接した兵士たちが、新しく生まれ変わり、ナイチンゲールに心からの感謝を捧《ささ》げたとしても不思議ではありません。傷や病気が癒《い》えて本国に帰還した多くの兵士たちは、口々にナイチンゲールを誉め讃《たた》え、その功績を世の人々に伝えていく役割を果たしました。

17　英国に生まれた新伝説

クリミア戦争が終結する頃までには、英国において新しいひとつの伝説が生まれ始めていました。

それは、ナイチンゲールに関する伝説で、彼女は《現代のジャンヌ・ダルク》と称され、国民の英雄として祭り上げられようとしていました。これは、クリミアで命拾いした兵士たちが帰還して、ナイチンゲールと兵舎病院の改革の物語を、国中の至る所に語り歩いたからなのです。

この伝説は、どんどんと内容を変形させながらも、「百姓小屋から裏長屋、下町の路地からビアハウス、そして居酒屋と語り継がれ、次第にその勢いを増していった」(5)のでした。歌が作られ、数多くの肖像画《しょうぞうが》が描かれ、伝記本が書かれ、船主たちは自分の船にナイチンゲールにちなんだ船名を付けるなど、

(5)　セシル・ウーダム-スミス著、武山満智子・小南吉彦訳「フロレンス・ナイチンゲールの生涯・上巻」現代社、1981年、321頁

英国はナイチンゲール一色に塗りつぶされているかのようでした。

　金持ちや貴族たちも競って彼女を信奉しましたが、なんといっても彼女は貧しく学もなく力もない人々のものでした。「彼らの息子や恋人たちを、ナイチンゲール女史だけは《この世の滓《かす》》としては扱わなかった」(6)からです。今やナイチンゲールの人気は沸騰《ふっとう》し、多くの基金が寄せられ、彼女の帰国を国中が待っているという状態でした。

　この時に作り上げられ、語り継がれたナイチンゲールの伝説は、遠く日本の地までも入ってきました。そして、わが国においてもナイチンゲールは、戦争で活躍した貴婦人と評され、自己犠牲と献身の鏡として、不動の地位を築いたのでした。

(6) 同右書、321頁

18　帰国後の決心

　ところが、ナイチンゲール自身は、戦地にあって本国でのこうした賛辞やお祭り騒ぎを聞き及び、決してそれを好みませんでした。それどころか、むしろ忌《い》み嫌い、恐れてもいました。彼女の願いは、最初から最後まで、《女性による真の看護の実現》という点におかれていましたから、知名度を上げるとか、もてはやされて英雄視されることなど、自らの望みからみて何の価値もないことだったのです。

1856年7月16日、最後の患者が兵舎病院を去り、ナイチンゲールのすべての役割は終わりました。

英国政府は、ナイチンゲールの帰還にあたっては、軍艦を一隻用意したいと申し出ていましたし、彼女が着く港ならどこへでも楽隊を派遣して、演奏しながら家まで送りたいと申し出る連隊があとを絶ちませんでした。しかし彼女は、すべてを拒否し、戦争の間ずっと傍《かたわ》らにあって支えてくれたメイ叔母とともに、偽名《ぎめい》を使って、秘《ひそ》かにマルセイユに向かって船出したのでした。

こうして、2年弱にわたる兵舎病院での任務を終えたナイチンゲールは（途中戦地でクリミア熱に倒れ、一度は危篤状態と騒がれる生命の危機に直面しましたが）、心身共に衰弱した状態で帰国しました。リハースト荘で家族に迎えられた時のナイチンゲールは、髪も切り落としたままで、それは痛々しい姿だったといわれています。

帰国時のナイチンゲールには、ほとんど勝利感はありませんでした。亡くなった数千の兵士たちのことを考えると、これから自分がしなければならないことがはっきりとみえてくるからです。死者の大半は、戦争そのものによって命を落としたのではなく、英国陸軍の健康管理機構の弊害《へいがい》がもたらした結果でした。その時彼女はきっぱりと、これからの人生を英国陸軍の健康管理体制づくりにかけようと決心したのでした。

19　後半生の仕事

クリミアから帰還したナイチンゲールは、心身の消耗が極に達していたにもかかわらず、熱にうかされるようにして、次の仕事に着手しました。それは、陸軍省の組織機構の改善の仕事であり、英国陸軍兵士のおかれた生活状況の改革の問題でした。

彼女は、家族や周囲の人々の期待や要求をことごとく無視して、自分が時のヒロインになることを拒《こば》み、決して人前には出ませんでした。反対にロンドンのホテルの一室を借切り、心からうちとけられる数人の親しい人の好意と世話を受けながら、世間と隔離した状態の中で、その困難な仕事に立ち向っていきました。何回も意識を消失するほどの疲労に見舞われながら、そして自分の生命の長くないことを感じつつも、彼女はどうしてもその仕事を止めませんでした。その姿は、まるでクリミアで亡くなった兵士たちへの追悼《ついとう》を表わすかのように見えました。

ナイチンゲールは政府筋に働きかけて「陸軍衛生勅撰《ちょくせん》委員会」を組織し、そこに提出するための報告書を作成しました。公的なものとは別に、ナイチンゲールが私費を投じて作成した報告書には『英国陸軍の健康、能率および病院管理に影響をおよぼしている諸事項についての覚え書』という900頁にも及ぶ大著がありました。そのなかで彼女はクリミア戦争で死亡した兵士たちの真の原因は感染症であると指摘しています。その実態を示すために統計図表を作成して説得したのでした。そこには政府が改善すべき事柄が明確に示されていました。

彼女の自室はまるで《小陸軍省》のような様相を呈し、多くの政治家たちが出入りし、彼女の意見を聴き、相談し、改革に向けての構想が練られていきました。山をなす書類と膨大な報告書。つぶれんばかりの手紙類に囲まれながら、ナイチンゲールは生命をかけて、多くの行政改革を成し遂げていったのです。

20　看護教育の改革

一方で、ナイチンゲールは、看護師の教育に着手することを考えていました。幸い、クリミアにおけるナイチンゲールの働きに対して寄せられた多額の基金がありました。

彼女は、看護師の教育を成功させるためには、望ましい看護を展開している病院を見つけることが先決だという信念をもっていました。さらには、良い教育を行なうためには、優れた総看護師長や師長の存在が必要不可欠の条件だとみなしていました。

こうしたいくつかの条件に適う場所として、聖トマス病院が抜擢《ばってき》され、初代の校長には聖トマス病院の総看護師長だったウォードロウパー夫人が選ばれました。彼女は、開校以来27年にわたってナイチンゲール看護学校の校長を務めました。

１８６０年7月、ナイチンゲール看護学校は開校しました。この学校の目的のひとつは、スタッフナースの育成と同時に、他の看護師を訓練する能力をもつ管理者を育てることにありました。看護の将来は、ここを卒業した人たちの働きと、身の処し方にかかっていたのです。

学生は優れた人格の持ち主であるという証明がなければ入学を許可されませんでした。普通見習生の訓練期間は座学が1年、病棟での実務訓練が2年でしたが、管理者になる人たちの特別訓練は通算4年間行なわれました。見習生たちは全員が《ホーム》に暮らし、厳格な訓練と規律ある日常のなかで、本物の看護を実践する能力を培っていきました。こうした訓練の理念と実態は、それまでの歴史からみて破格《はかく》の出来事でした。

社会の底辺の人々によって担われてきた看護の内容と、社会の評価を変えるための戦いは、ナイチンゲール看護学校の卒業生たちによって開始されたのです。彼女たちは、英国のみならず諸国に散らばって、看護のあるべき姿を示していきました。このナイチンゲール方式の看護教育システムは、わが国にも大きな影響を与えました。ナイチンゲールによって拓かれた近代看護教育の、世界への広がりは、ナイチンゲールのクリミア戦争における働きにも優る大きな業績です。

21　晩年のナイチンゲール

クリミア戦争をとおして多くの兵士たちの死に立ち会ったナイチンゲールは、その死をもたらした原因の追究に力を入れましたが、英国の貧困層の健康状態をみてみると、それは兵士たちの置かれた条件とうり二つであることがわかってきました。それ以来、彼女の仕事は英国中の貧民たちの健康管理体制づくりと健康の実現というところに置かれました。

そしてこの仕事は、多くの親しい友や縁者がこの世を去った後でも、ナイチンゲール一人の力で続けられていきました。60代を過ぎると視力は衰え、書く力さえも減退してきたのですが、彼女は70代半ば過ぎまでは、かくしゃくとして仕事に打ち込みました。

晩年のテーマは、「町や村における人々の健康教育」にありました。そのために地区看護師（ディストリクト・ナース）の育成にも力を注ぎ、地域看護活動の強固な組織を作り上げて今日に至っています。

さて、クリミアから帰還後のナイチンゲールは、体力の衰えがはなはだしく、一時は数年の命とささやかれ、また自らも自覚して何回も遺言《ゆいごん》を書き直すほどの状態でしたが、精神力とその生命力は強靭《きょうじん》で、晩年になればなるほどに身体つきも丸みをおび、そこにナイチンゲール生来の寛容さと慈悲心が豊かにほとばしり出て、晩年のナイチンゲールは、幸せな境地で暮らすようになりました。彼女の周囲にはいつも甥や姪たちがおり、看護学校の生徒や卒業生たちが頻繁に訪問し、華やいだ雰囲気に包まれていました。彼女の居室は常に整然としており、枕元はいつも美しい花で飾られ、その壁の白さが部屋全体の明るさをかもしだしていました。

22　90年を生きて

ナイチンゲール家の人々は、皆とても長寿です。父ウィリアムは80歳、母ファニイは92歳、そして姉のパースは75歳で他界しました。その頃にはエムブリイ荘もリハースト荘も人手に渡り、ナイチンゲールは晩年の大半をロンドンの居室で過ごしました。

１９００年を過ぎ、90歳近くになると、ナイチンゲールの身体は確実に衰えていきました。視力はすっかり失われ、時々意識すら遠退《とおの》く時がありましたが、その精神力には並々ならぬものがあって、最期までおのが人生の操《そう》縦桿《じゅうかん》をしっかり握りしめようとしていました。

そして1907年、ナイチンゲールは女性としては初めての有功勲章を受章しました。また翌年にはロンドンの名誉市民権が与えられましたが、その時すでに彼女の意識は昏迷状態にあって、自分に寄せられた名誉がどのようなものであるか判断することはできませんでした。

その鋼《はがね》のような身体が、眠るようにこの世を去ったのは、1910年8月13日のことでした。亡骸《なきがら》は、彼女の希望を尊重して、6名の元軍曹によって担がれ、両親の眠るナイチンゲール家の墓地にひっそりと埋葬《まいそう》されました。そしてその墓石にはただ2行、「F・N、1820年生、1910年没」とだけ刻まれました。90年の生涯でした。

23　看護の燈《ともしび》を高くかかげて

こうして、ナイチンゲールはその長く充実した人生の幕を閉じました。

彼女の存在とその数多い業績とは、単に看護界だけでなく、一般庶民の間にも広く知られるところとなりました。英国民は、10ポンド紙幣にナイチンゲールを刻み、長い間日常の生活の中でナイチンゲールと顔を合わせて生きていましたし、日本においても1991年から、ナイチンゲールの誕生日の5月12日を「看護の日」と定めたことで、これまでにも増してナイチンゲールの存在を感じさせられるようになりました。日本看護協会もこの日を「日本の文化を変えるようなインパクトのある日にしたい」と言って、様々なイベントを全国規模で展開してきています。看護という職業の価値がようやく日本の社会全体に認識され始めたと考えてよいと思います。

しかし、ナイチンゲールの真の業績評価は、今始まったばかりです。

彼女が90年という歳月をかけて築き、伝えたかったものの本質が、今ようやく明らかにされつつあります。ナイチンゲールが発見し、形作った近代看護は、けっして一時代で終わるものではなく、今とこれからの看護と、さらには人類の生き方をもみちびいてくれるものです。時代が生んだ一天才の仕事に感謝しつつ、私達はその先の仕事を成し遂げなければなりません。

ナイチンゲールは、最晩年の1900年に、次の言葉を書き記しています。

「常に、この名誉ある職業の名誉を保ち続けるように努めなさい。看護の気高い旗、それは、あなた方ひとりひとりの力によって手にしうるのです」(7)と……。

社会に看護の燈が高くかかげられた時こそ、人類が幸福と平和を手に入れ

(7) ナイチンゲール著「看護婦と見習生への書簡14」(湯槇ます監修、薄井坦子・小玉香津子他訳「ナイチンゲール著作集・第3巻」現代社、1977年、451頁)

たことを意味するのだと確信します。

【参考文献】
（1） セシル・ウーダム-スミス著、武山満智子・小南吉彦訳
『フロレンス・ナイチンゲールの生涯』現代社、１９８１年
（2） リン・マクドナルド著、金井一薫監訳、島田将夫・小南吉彦訳
『実像のナイチンゲール』現代社、２０１５年

著者　金井一薫《ひとえ》

1969年：東京大学医学部附属看護学校卒業
1976年：慶應義塾大学文学部卒業
1994年：日本社会事業大学大学院・博士前期課程修了
2004年：博士号取得（社会福祉学）

1987年：ナイチンゲール看護研究所設立。理事・主席研究員
1996年：KOMI理論研究会設立・会長（2010年まで）
1998年：日本社会事業大学・教授
2009年：東京有明医療大学・教授（看護学部長）
2010年：特定非営利活動法人ナイチンゲールKOMIケア学会
　　　設立・理事長（2019年3月まで）
2015年：東京有明医療大学・名誉教授
　　　ナイチンゲール看護研究所・所長
2016年：徳島文理大学大学院看護学研究科・教授

【単著】
『KOMI理論』『ケアの原形論』（現代社）
『実践を創る　新・看護学原論』（現代社）
『実践を創る　新・KOMIチャートシステム』（現代社）
【共著】
『ケアとコミュニティ――講座ケア』（ミネルヴァ書房）
【編著】
『新版　ナイチンゲールの『看護覚え書』』（西東社）
【監訳】
『実像のナイチンゲール』（現代社）

現代社白鳳選書　48
新版　ナイチンゲール看護論・入門
――『看護覚え書』を現代の視点で読む

2019年6月27日　第1版第1刷発行©
2022年2月11日　第1版第4刷発行

著　者　金　井　一　薫
発行者　小　南　吉　彦
印　刷　中央印刷株式会社
製　本　誠製本株式会社

発行所　東京都新宿区早稲田鶴巻町514番地（〒162-0041）　株式会社　現　代　社
電話：03-3203-5061　振替：00150-3-68248

*落丁本・乱丁本はお取り替えいたします

ISBN 978-4-87474-186-3　C3247

〈出版案内〉

■**看護覚え書**――看護であること 看護でないこと

ナイチンゲール著、薄井坦子・小玉香津子他訳

ナイチンゲールによって150年以上も前に書かれ、現在もなお看護の思想の原点となっている《名著》の完訳。看護の原点と基本原理を論述する本書は、看護にたずさわる人の必読書。

＊菊判／308頁／1700円

■**フロレンス・ナイチンゲールの生涯**（全2巻セット）

セシル・ウーダム-スミス著、武山満智子・小南吉彦訳

英国の歴史家ウーダム-スミス女史による700頁におよぶ大作"Florence Nightingale"の完訳。ナイチンゲールの生涯を語るのになくてはならない書簡や資料が適宜収載され、その生涯が鮮やかによみがえる。

＊A5判／上下巻 各420頁／セット定価5600円（分売不可）

■**ナイチンゲール著作集**（全3巻）

ナイチンゲール著、湯槇ます監修、薄井坦子他訳

人類の歴史に不朽の業績を残しながら、とかく曲解されがちだったナイチンゲールの真の生涯と思想を知る手がかりとして、代表的な著作を集めて翻訳出版された本格的な著作集。

＊A5判／第1巻 524頁 3800円／第2巻 392頁 3400円／第3巻 532頁 3900円

■**実像のナイチンゲール**

リン・マクドナルド著、金井一薫監訳、島田将夫他訳

世界各地に散在していたナイチンゲールの全文献の収集・研究・出版という、世界で初めての偉業を成し遂げた著者が描く、近代看護の祖にして社会改革家ナイチンゲールの生涯と事績と思想。

＊四六判／400頁／1800円

■**ナイチンゲール言葉集**――看護への遺産

ナイチンゲール著、薄井坦子編

『ナイチンゲール著作集（全3巻）』から取り出した珠玉の言葉の数々を、彼女の疾病観・健康観・看護観などの構造が浮かび上がるように、語意ごとに12章に分類して配列・構成した選集。

＊四六判／168頁／1456円

（価格はすべて税別）